ケアの質を高める
看護倫理
ジレンマを解決するために

編集／岡崎寿美子・小島 恭子

医歯薬出版株式会社

＜執筆者一覧＞

●編　集
岡崎寿美子	元北里大学看護学部名誉教授，元千里金蘭大学看護学部看護学科長・教授
小島　恭子	元北里大学病院副院長・看護部長
	元日本看護協会
	元新潟県福祉保健部参与，元新潟県立看護大学客員教授

●執　筆
猪又　克子	神奈川工科大学健康医療科学部看護学科准教授
岡崎寿美子	編集に同じ
城戸　滋里	北里大学名誉教授
小島　恭子	編集に同じ
近藤まゆみ	北里大学病院看護部がん看護専門看護師
田村　京子	帝京平成大学薬学部教授（倫理学）

（五十音順）

This book is originally published in Japanese under the title of:

KEA-NO-SHITSU-O
TAKAMERU KANGORINRI—JIRENMA-O
KAIKETSUSURU-TAMENI
(Nursing Ethics to Improve the Quality of Care, to Solve Nurses' Dilemma)
Editors :
OKAZAKI, Sumiko
Former Emeritus Professor, School of Nursing Kitasato University
KOJIMA, Kyoko
Former Director of Nursing Kitasato University Hospital

© 2002 1 st ed.

ISHIYAKU PUBLISHERS, INC.
7-10, Honkomagome 1 chome, Bunkyo-ku,
Tokyo 113-8612, Japan

序

　20世紀末から21世紀にかけ，社会，経済，政治，医療，倫理が大きく変わろうとしていました．それは時代の波とともにゆっくりではありますが大きなものでした．その一つが看護の倫理でもあり，最近，とみに医療の現場で直面する倫理的諸問題が大きくクローズアップされるようになりました．

　倫理という言葉は古来からありますが新しい課題でもあります．倫理は人の踏むべき道や道徳の規範となる原理をいいますが，日本には古くから儒教や仏教の教えが広く国民に根づき，それらを根底においた道徳があり，文化としても伝承されてきているように感じます．人との和を尊ぶ思想や，日本人独自の文化に由来する考えが多くあるものと思われます．

　看護の倫理に押し寄せてくる波は患者サイドのことであったり，また，医療現場そのものの営みのなかから医療者を巻き込んだことでもあります．これを考えることでは看護の質が大きく変わることでもあります．現在，私たちが考えている看護の倫理の多くは，欧米の倫理原則を紹介したもので，それを医療の場に活用しております．これには人権の問題やその擁護に関連ある個人の主張によるものですが，しかし，日本人は和を尊ぶ思想も強いことから，欧米の原則をあてはめたとき何かしっくりとそぐわない気がすることも事実です．このようなことから，日本人の生き方に秘められているものに適合した倫理を検討することもこれからの大きな課題ではないかと考えております．

　日本人はすべて自律した個人としての存在よりも，むしろ家族の意見にそって自分自身もそれでよいというような曖昧模糊としたところも少なくありません．これから日本における看護の倫理として大いに開発される分野でもあり，インフォームドコンセントなども，外国から輸入されたものを日本の土壌にあった，日本人独自のあり方にそってとりこむことが望まれると思います．また，看護研究における倫理におきましても同様に，今まで行ってきたものが果たしてこれでよかったのかと反省させられることも多々あります．研究者としての責任や研究における研究対象者への倫理的配慮についてもしっかりと考えていきたいものです．

　このたび，医歯薬出版株式会社のご好意によりこのように一冊の本としてまとめることが実現いたしました．看護の倫理的問題を臨地における身近なことがらとして把握し，看護の実践者としてもつ

問題やジレンマを解決するよう看護ケア管理の面から検討してみました．看護学生や臨地の看護職者の皆さまにご活用いただければ幸いと存じます．しかし，これは多くの問題があるなかで現段階の整理をしたにすぎないと思っております．また，ケアの質を高める看護倫理というような，大それたタイトルをつけさせていただきましたが，今後，さらに検討を重ねて洗練されたものにするべく一層の努力がいるものと考えております．

　どうぞ，皆様のご意見とご叱正を仰ぎたいものと願っております．

2002 年 8 月

編者ら

目 次

CHAPTER 1　看護の倫理　1

1：倫理 …… 1
　倫理の特性……1　　倫理と自由……2　　法と倫理……3
　専門職の倫理……4

2：医療倫理 …… 5
　なぜ倫理が問われるのか……5　　倫理原則……6
　自己決定権の尊重とインフォームドコンセント……6

3：看護倫理 …… 7
　自律モデルの見直しと臨床倫理……7　　看護の特性……8
　ケアの倫理……9

　　　　　　　　　　　　　　　　　　　　　　　田村京子

CHAPTER 2　ケアに必要な看護者の倫理　11

1：患者の権利 …… 12
2：看護者の責任 …… 13
3：看護者の倫理綱領 …… 16
4：看護ケアにおけるインフォームドコンセント …… 18

　　　　　　　　　　　　　　　　　　　　　　　岡崎寿美子

CHAPTER 3　患者中心の看護倫理を実践するために　21

1：医療現場における看護倫理の問題点 …… 21
2：看護業務で直面するジレンマ …… 22
3：倫理問題における看護職者の役割 …… 26
　看護者として倫理的ジレンマを感じたとき……27

　　　　　　　　　　　　　　　　　　　小島恭子，近藤まゆみ

CHAPTER 4　看護部門で取り組む倫理的課題　29

1：看護倫理実践システムの構築 …… 29
　看護倫理実践システムの設計図……29　　準備段階……29
　北里大学病院における看護倫理実践システム……30

2：倫理的意思決定のプロセス …… 36
　事例提供の実際……37

CASE ❶ …… 38
　倫理的意思決定のプロセスの実際……38　　倫理問題を含む事例の検討方法……39　　事例検討の手順と留意点……41

3：倫理問題の解決策の決定と実施 …… 44
　看護倫理委員会による検討……44

医学部・病院倫理委員会への審議依頼と実施……47
　　　現場へのフィードバック……47
　　　倫理問題への組織的取り組み……47
　　　　　　　　　　　　　　　　　　　　　　　　　　小島恭子，近藤まゆみ

CHAPTER 5　看護倫理問題解決モデル　49
1：がんケアの看護倫理 …… 49
CASE ❶ …… 50
　　分析……52
　　がん看護において直面する倫理的ジレンマ……54
　　がん看護における倫理的課題と解決に向けて……58
　　　　　　　　　　　　　　　　　　　　　　　　　　　　　　猪又克子
2：難病ケアの看護倫理 …… 62
CASE ❷ …… 63
　　分析……63
CASE ❸ …… 65
　　分析……66
　　　　　　　　　　　　　　　　　　　　　　　　　　　　　　城戸滋里
3：痛みコントロールの看護倫理 …… 68
　　痛みコントロールにおける看護師のジレンマ……68
　　痛みコントロールにおけるインフォームドコンセント……69
　　患者が積極的に参加し成果をあげた痛みコントロール……71
CASE ❹ …… 73
　　分析……73
CASE ❺ …… 75
　　分析……76
　　　　　　　　　　　　　　　　　　　　　　　　　　　　　　岡崎寿美子

CHAPTER 6　看護研究と倫理　79
1：看護研究を行ううえでの倫理的問題 …… 79
　　看護職はなぜ看護研究を行うのか……79
　　看護研究に必要な倫理的配慮……80
2：臨床の現場における研究と倫理 …… 86
　　現状と今後の課題……86
　　審査内容……88
　　ヒトを対象とする研究の具体的手続き……89
3：研究者の抱える倫理的ジレンマ …… 92
　　　　　　　　　　　　　　　　　　　　　　　　　岡崎寿美子，小島恭子

CHAPTER 7　出生前診断（胎児診断）における倫理　93
　1：胎児診断の技術　93
　2：選択的中絶と母体保護法　94
　3：胎児診断の倫理的問題　95
　　　診断内容……95　　情報……96　　決定主体……97　　胎児の権利……98
　4：胎児診断の賛否　98
　5：胎児診断と医療者　100

田村京子

COLUMN

日本国憲法にみる国民の権利　12
擁護（アドボカシー）　15
専門職の要件　17
看護師が日常の臨床場面で直面している倫理的ジレンマとその周辺　23
死をめぐる最近の諸問題　24
看護倫理委員会　33
医学部・病院倫理委員会　34
事例検討の進め方　44
クリニカルラダーの実際──北里大学病院の場合　46
コミュニケーションスキル　72
ナイチンゲール誓詞　80
医学研究の基盤となるもの　84
個人情報の保護に関する法律　102

索引　103

●表紙カバー・本文イラスト：峯田敏幸/本文組体裁：編集工房プシケ

★1 カント：実践理性批判.岩波文庫

拠であり，自由は道徳の存在根拠である"という表現で述べている[*1]．

これはたいへんに重要な点である．いま他の生物と比較して"人間は"という表現を用いたが，ここで人間とは人間という集団ではなく，人間である者一人ひとりを意味しているからである．つまり，私たちは，一人ひとりが倫理的な問いを問うことができるし，それに答えをみつけようとするのだし，それを行動に移し，行動に移すことによってそれに伴う責任を引き受けざるをえないということを意味している．倫理は一度決められればあとは守るだけというようなものではない．自分がいかにそれにかかわるかという問いは常に一人ひとりに課せられているのである．社会や集団がいかに崇高な理念や価値観をもっていても，それはそれにかかわる人間一人ひとりの倫理的意識によって生かされることもあるし，逆に絵に描いた餅に終わることもあるのだ．

法と倫理

社会の規則という点では法と倫理は重なる面がある．ここでは法と比較して倫理についての理解を深めることにしたい．

法は，法として明文化された規則である．法にもさまざまなレベルがあるが，最も基本的な法である憲法に記された"第十三条　すべて国民は，個人として尊重される．生命，自由及び幸福追求に対する国民の権利については，公共の福祉に反しない限り，立法その他の国政の上で，最大の尊重を必要とする"や"第二十五条　すべて国民は，健康で文化的な最低限度の生活を営む権利を有する"などは，日本という社会がつくっている規則の基本的な考え方を示している．基本的な考え方であって，具体的な内容を指示しているものではないので，あるべき理念をうたったものといえよう．したがってこの社会で最も基本となる倫理，この例では人権尊重と社会権の保証を法のかたちで明文化したものと解釈することができ，このレベルでは法と倫理は重なっていると考えられる．

しかし，もちろん法と倫理は同じではない．憲法に基づいて具体的なさまざまな法がつくられており，たとえば医療の分野では"医師法"や"保健師助産師看護師法"などがあり，それぞれの職務内容とそれに伴う義務が規定されている．国家資格として認められるから，そこにはその職につかなければできない内容が保証されるとともに，それに相応する責務が課せられることになる．刑法には守秘義務がうたわれておりそれに違反すれば処罰を受ける[*2]．法は法文によってその職種の義務と責任を明示しているので，外的規範といわれる．

これに対して倫理は内的な規範であるといわれる．たとえば孔子の恕"自分にいやなことは他人にもしてはならない"（"…してはならない"という

★2 刑法第134条　医師，薬剤師，医薬品販売業者，助産師，弁護士，弁護人，公証人又はこれらの職に在つた者が，正当な理由がないのに，その業務上取扱ったことにより知り得た人の秘密を漏らしたときは，6月以下の懲役又は10万円以下の罰金に処する
保健師助産師看護師法第44条の2　保健師，看護師又は准看護師は，正当な理由がなく，その業務上知り得た人の秘密を漏らしてはならない．保健師，看護師又は准看護師でなくなった後においても，同様とする．
同第44条の3　第42条の2の規定に違反して，業務上知り得た人の秘密を漏らした者は，6月以下の懲役又は10万円以下の罰金に処する．

禁止命令）や，イエスの黄金律"人からして欲しいと思うことのすべてを人びとにせよ"（"…せよ"という勧奨命令）を思い浮かべてみればわかる．

医療の分野でも"患者[★1]の意思を尊重しなければならない"という規範は法ではなく倫理である．こうした倫理は守らなかったからといって罰せられるということはない．しかし法的な責任が問われることがなくとも，倫理的な責任は問われることが多々ある．日常的には，法律レベルよりも，倫理的レベルで私たちはさまざまな問題に直面している．

また倫理的問題として出てきたことを，社会の問題として扱うときに，法制化したほうがよい場合とそうでない場合とがある．どこまで法制化するのかも国によって異なるが，ある規範を法制化するかどうかは，法自体によっては決められないから，これも広い意味では倫理の問題であるということができる．

専門職の倫理

医療の倫理，看護の倫理に入る前に，専門職の倫理について触れておきたい．

専門職，つまりプロフェッショナルとはもともと公に対して宣言する profess という意味だから，看護師は看護職につくことを宣言したことになる．世界医師会のヘルシンキ宣言（p82 参照）や日本看護協会の看護者の倫理綱領（p17 参照）などは，専門職として遵守すべき倫理規範を公言したものであり，看護職につく者としての心構えが述べられている．

専門職には高い倫理性が求められているわけだが，そのなかでも特に強調しておきたいのは，看護師はその専門職集団に属する者として，その職の質を保証し，その質を高めていく努力が必要であるという点である．それは患者本位の医療を行う以前に果たしておくべき前提条件であろう．いくら患者の自己決定が保証されていても提供される医療の質がお粗末なものであれば，耕地せずに種をまこうとするようなものであって実りはない．

そしてさらにたいせつなことは，専門職につくという自覚は，その職につく一人ひとりがもたなければならないという点である．歴史をふりかえれば，一人ひとりが自分の所属する集団がもっている価値観を疑わなかったがために，全体としては大きな誤りを犯した例をみつけることができる．たとえばハンセン病者に対する強制隔離収容政策はその例である[★2]．ハンセン病に苦しんでいる患者のために役に立ちたいという動機から出発していても，かかわった医療者一人ひとりが医療政策自体の是非を問う姿勢をもたず，専門家として責任をもって取り組むべき問題をないがしろにしたのである．らい菌（*Mycobacterium leprae*）の感染力は患者を隔離しなければならないほど強いのか，断種・人工妊娠中絶はしなくてはならないもの

[★1] 本来は患者より広義の"クライアント"という語を使うべきだろうが，本書では慣例に従って患者とする．

[★2] ハンセン病医療政策：日本では"癩予防ニ関スル件"(1907)に始まり"癩予防法"(31)においてハンセン病者に対して絶対隔離政策（患者全員・終生隔離）がとられた．文明国にあってはならない病気というレッテルをはり，祖国浄化の思想のもとに患者を強制隔離した．優生思想と結びつき療養所では患者に断種や人工妊娠中絶を強要した．戦後特効薬ができ治癒する病気になってからも"らい予防法"(53)を制定し，隔離政策を強行した．"らい予防法"が廃止されたのはやっと96年になってからである．

CHAPTER 1 看護の倫理

学習目標
- 倫理と自然法則の違いを説明できる．
- 自由が倫理の存在根拠であることを説明できる．
- 法と倫理の違いを説明できる．
- 専門職に求められている倫理とは何かを説明できる．
- 生命倫理の4つの倫理原則を述べることができる．
- なぜ患者の自己決定権が尊重されねばならないのか，その理由を説明できる．
- 自律モデルの問題点をあげることができる．
- "ケアの倫理"の特徴を説明できる．

倫理

倫理の特性

事新しく"倫理"というと，堅苦しいイメージがあるかもしれない．あるいは，人それぞれ感じ方考え方が違うのだから，それぞれが自分の考えを他人に押しつけずに善いと思うことをやっていけばいいのであって，大上段に"こうあるべきだ"という規則は不要だという意見が出されるかもしれない．しかし，倫理あるいは道徳とは，人と人の間で，あるいは人の集まりである社会で守られるべき規則のことであり，規則のない社会はありえないのである．

倫理の特性をはっきりさせるために，自然法則との比較から話を始めよう．

三角形の内角の和は180°であるというような数学の法則や，地球は太陽の周りを公転しているといった自然法則を考えてみよう．こうした法則の特徴の一つは，人間がつくり出したものではないということである．それは事実として認めざるをえないものであり，それに何らかの人間の価値判断をもちこむことはできない．

これに対して社会における規則は，社会のなかで人間によってつくられてきたものである．そのなかにも"赤信号では止まれ"という交通ルールのように，決めておかなければ社会がスムーズに運営されないものがある．この例では赤信号を止まれにしても青信号を止まれにしてもどちらでもい

いわけだが，どちらかに決めておかなければ混乱してしまうから決めておくだけのことである．しかし，実際にある状況下で赤信号だから止まるべきかどうか，つまり"赤信号では止まれ"という規則を守るべきかどうかという問題は，たんにどちらかに決めておかねばならないという種類の問題とは別の問題である．なぜなら規則を守るべきかどうか，守ることはよいかどうかという価値判断が入ってくるからである．このように"…すべきか""…したらよいのだろうか"という価値判断を含んだ問いが倫理的問いであり，何らかの価値判断を含む行為の規範が倫理である．人間が，あるいは社会がつくってきたものであるから，倫理観は変わるものである．実際，過去には善とされていたことが現在では否定される例には事欠かない．しかし何らかの"倫理"とよばれる規則がない社会は考えられない．

倫理はいくつかの異なる領域で問題になる．"私はいかに生きるべきだろうか"というような私的な問いもその一つであるし，親しい家族や友人に対してどのような関係をもつべきかというような身近な人間関係の領域で問われる倫理もある．常識のなかにも倫理的な要素は含まれている．所属する集団や共同体がもつ倫理規範もあるし，社会という領域での倫理もある．さらには戦争責任のように歴史的問題の領域もあるし，南北問題や環境問題のように地球規模で，しかも未来へかかわる倫理の領域もある．

倫理と自由

さまざまな次元で倫理的問題があるが，そもそも倫理を問うことができるのはどうしてなのだろうか．先の信号の例でいうなら，私たちは交通ルールを守るべきかどうか考えることができ，また実際に守ることもできるし，守らないこともできるのである．ここでわかることは，人間だけが自然法則から離れて"…すべきか"という問いを問うことができるということである．これが人間の"自由"の意味である．自由には，強制や束縛や偏見や無知から開放されるという意味での自由 freedom と，己のうちから発する内的な自由 liberty という2つの自由が区別される．ここで倫理との関係で重要なのは後者である．

人間も生物である以上は，他の生物と同じように，与えられた環境のなかで自然に働きかけ，栄養をとり，種を保存していくという自然の法則に従っている．それは変えられない．しかし他の生物とは異なり，自然の制約から離れて自分からどうすべきかを問うことができるのである．考えることができ，行動することができるという自由があるから，ではどうすればよいのだろうかという倫理的問いが生じてくるのである．倫理は自由があるからこそ成り立つのであり，また倫理を問うなかで自分が自由であることを自覚するのである．これをカント（Kant）は"道徳は自由の認識根

なのか，療養所で患者はどのような暮らしをしているのかなど，専門家として問うべき問いを問わなかったのである．

ここから学ぶべきことは，自分が属する集団に埋没せず，その集団の方向性や価値観を見直す視点を個人個人がもっていなければならないということである．常に問題意識をもち，自分の眼で見，物事を考え，個人として責任をもたなければならない．プロであるとは，個人としてその職に倫理的責任を負うこととイコールであるといえる．

医療倫理

なぜ倫理が問われるのか

倫理について全般的なことをひととおりみたので，ここからは医療の倫理を考えていくことにしたい．

なぜ近年，医療において倫理がこれほど問題になっているのだろうか．それには2つの側面が考えられる．

一つは，1970年代のアメリカから始まった，急速な医療技術に伴って生じてきた問題への対応である*．体外受精などの生殖技術や，脳死からの臓器移植医療，延命治療などの開発によってそれまでにはなかった新しい問題が生じ，このような技術を社会が受け入れていくための倫理原則を打ち立てることが求められたのである．また内容についても，生殖について人為的介入はどこまで許されるのか，生命はどこから始まると考えるべきなのか，脳死は人の死なのか，安楽死・尊厳死は認められるのかといった問題も浮上した．今後はヒトゲノム解析や遺伝子診断・遺伝子治療など，ますます倫理的な判断が要求される問題が増えていくだろう．

いま一つの側面は，医療が人びとの生活のなかに占める割合が大きくなったことである．急性の感染症が大半を占めていた時代から，生活習慣病などの慢性疾患の時代へと疾病構造が変化した．また病気についてより詳しいことがわかるようになり，新たな病気が発見され，診断法や治療法も開発されてきた．そこで人びとにとって病気は一時的なものではなくなり，生涯にわたって医療とかかわるケースが多くなり，医療のあり方をめぐって従来の医師(医療者)-患者関係の見直しがなされることになったのである．

現在急速に高齢化が進んでいる．高齢になれば身体機能が衰えてくるのは自然である．従来医療と福祉は別々の分野であった．医療は病気にかかわり，病気は治療の対象としてとらえられるのに対して，福祉は障害にかかわり，障害は治療の対象ではなく機能を維持すべきものととらえられてきた．だが高齢者の場合は，病気の治療だけでなく，衰えていく機能をいかに維持するかという視点も要求されてくるから，医療と福祉がオーバーラップしてくることになる．そうなればますます日常生活と結びついた医療や福祉のあり方，保健や地域看護や介護のあり方が問われてくるだろう．

★ 生命倫理学(bioethics)の発端がここにある．生命倫理学は生命に関することを包括的に扱う場合にも用いられるので，環境問題までその領域に含める場合もある．医療倫理は医療にかかわる倫理であり領域が狭い．また医療倫理は医療者の側から語られることが多い．しかし生命倫理と医療倫理はまったく同義に用いられることもあり，論者によって異なる．

倫理原則

アメリカでは是非が問われる緊急の問題に対応するべく，倫理原則は1980年代までに"自律性の尊重原理""無危害原理""仁恵原理""正義原理"として整備された*．自律尊重原理は項を改めて論じることとして，他の3つについて簡単に述べておこう．

★ トム ビーチャム，ジェイムズ F チルドレス：生命医学倫理．成文堂，1997

"無危害原理"は他者に危害を加えないという，いわば他者への消極的な原理である．これに対して"仁恵原理"は他者へ積極的にかかわる原理である．まず害悪や危害を予防しなければならない．もし害悪や危害があればそれを排除しなければならない．さらに善を実行するかあるいは促進しなければならないということになる．"正義原理"とは，ある政策をとることが社会の公正さを損なうものであってはならないし，公正さを促進するものであるべきだという理念である．これまでは医療費が増大していても経済全体の成長のなかで吸収されうる範囲のものであったが，これからは医療費の増大が経済を圧迫するだろうと予想される．財源はどのように確保するのか，医療を受ける権利は平等に保障されなければならないが，それはどのようにしたら実現するのか，他分野と医療との配分はどうあるべきかなど，たんに経済問題であるにとどまらず，その根底には"正義原理"に代表される倫理原則がなければならないだろう．これには社会全体の幸福が増すことを正義と考える功利主義，実質的な結果よりも公正な手続きやシステムが公平であるべきだと考える自由主義，実質的な結果が平等に配分されなければならないと考える平等主義などの理論がある．

自己決定権の尊重とインフォームドコンセント

この4原理のなかでも従来重視されてきたのは，自律性の尊重原理，言い換えると患者の自己決定権の尊重である．なぜ重視されてきたかというと，この原理は直接患者と医療者の関係にかかわるものだからである．また，その背景には過去に医師の独断でなされた数々の人体実験に関する反省があり，人権意識の高まりがある．日本では20年前くらいまでは医師のパターナリズム（父権的温情主義）に基づく医療が主流であった．これは医師が患者にかわって，患者のために善いと判断する医療行為を選択するというものであった．しかし，今日患者の自己決定権が尊重されなければならないこと，患者本位の医療がなされなければならないことはもはや自明の倫理原則といってよい．

では，なぜ患者の自己決定権が尊重されなくてはならないのだろうか？それは，治療を受ける患者自身が，自分自身をいちばん知っているからである．患者の病気についていかに医療者が知っていようとも，その病気を

その患者がどのように病んでいるのか，その人の人生においてどのような意味をもつものなのか，それはわからない．それを知っているのは患者本人だけである．言い換えれば誰でも自分以上に自分に関心をもつものはいないのである．客観的にみて，どんなに愚かにみえる選択であっても，最も尊重されるべきなのはその選択内容の是非ではなく，選択する主体が患者自身だということである．その点に基づいて，内容も認められなければならないのである．

患者が自己決定をくだすためには，十分な情報を得ていなければならない．そこで自己決定を保証するためには患者の知る権利が尊重されなければならないのである．

医師からのインフォームドコンセントとしては病名の告知，病状の説明，とろうとしている治療方法とほかの選択肢の提示（メリット，デメリット），予後予測などがあげられる．さらにカルテの開示，レセプトの開示やセカンドオピニオンを得る権利も本来は保証されなければならない．医師からだけではなく，ほかの医療者からのインフォームドコンセントもなされなければならない．今日，看護師からのインフォームドコンセントとして看護記録の開示や，患者が参加したケアなどの試みがなされるようになり，患者本位の看護が次第に定着してきている．

看護倫理

自律モデルの見直しと臨床倫理

しかし最近，自律原理の重要性を訴えるあまり，患者を，いわば独立した個人として想定してきたことに対して疑問の声があがっている．臨床の場で実際に医療を行う医療者からの声である．

患者は十分な情報が与えられれば，それに基づいて十分納得したうえで自分で治療法を選び，積極的に医療サービスを受けるというモデルが現実には通用しないこともしばしばである．医学的には十分な情報が与えられたとしても，受け取る患者がそれを即座に理解し受容できるというものではない．症状も軽く，すぐに治るような場合には，とりたてて問題はないが，これまでの人生を変えるような病気であったり，生死にかかわる病気であったりすれば，その事実を受容するだけでも相当に困難なことである．また，私たちは自分のことをいちばん知っているとしても，だからといっていついかなるときにもスムーズに決定ができるというものではない．また私たちは自分のことについて必ずしも理性的に判断できるわけでもない．ましてや倫理的に善いことだけを望むものでもないだろう（むしろ進路や結婚などについて，説明できないような情念に動かされて決めてしまうこともある．それにすべてが倫理的問題というわけではない）．さらに患者は一人ひとり違う人間であるから，感じ方考え方もさまざまであり，取り巻

く家族や社会環境もさまざまなのである．

　こうして臨床の場で医療者は，生きた患者を目の当たりにして，たんに自己決定権の尊重という原理に基づいて判断するだけでは対処しきれないさまざまな問題のなかに身をおくことになる．それどころか自己決定権の尊重を善しとすればするほど，患者に自己決定を強要することになり，それが患者には重荷となってしまうこともありうるのである．患者と医療者の関係は，医療知識技術の受容者と提供者にとどまるものではないだろう．人間がもっている"弱さ"（決断できない弱さ，他人に頼りたいという弱さなど）まで考えるとなおさらである．

　それではどのようなかかわり方が求められるのであろうか．それは患者と医療者との相互的なかかわり方であり，ケアとよばれるかかわり方なのではないだろうか．

看護の特性

　今日"ケアの倫理"は，これまでの患者の自己決定権の尊重に代わって急速に注目されるようになってきた．患者を尊重するということは，必ずしも患者の自己決定権を尊重することに限られるものではない．患者を尊重するとは，たんに自己決定を尊重するよりももっと広く，患者を一人の人間としてとらえようとする態度であると解釈することができる．

　患者を一人の人間としてみること，一人ひとり違う人間として個別的全人的に，プロセスをたいせつにしてかかわること，これこそが実は看護のケアのあり方である．なぜ看護はケアなのか，看護の特質を医師との比較でとらえておこう．

　医師と看護師では，患者との関係も異なる．通常医師はキュアを行い，看護師はケアを行う者とされる．しかし医師が一人ひとりの患者の心情を一顧だにしないということは考えられないだろうし，看護師が医学の知識に基づかない看護行為を行うということもありえないから，医師＝キュア，看護師＝ケアという区分は便宜的なものにすぎない．しかし医師を近代医学と読み替えれば，医学がキュア，治療を目的とした自然科学であることは間違いなく，医師が医学の知識と技術をまず基礎においていることも間違いない．

　近代医学（精神科を除く）は，自然科学の一分野であるから，自然科学と同じ性質をもっている．その一つは身体の構造・機能を客観的に観察し，病気の原因を探ることにある．対象を客観的にとらえるとは，その対象のもつ個別的な性質を取り除いて対象に共通のものを取り出すことである．ヒトの身体を機能別臓器別に区分し，自然科学的手法（客観的観察と実験，細分化・数量化しての分析）を用いて，それぞれの構造や機能を明らかに

する．その対象はいまやゲノムにまで進んでいる．

　自然科学的手法を用いることで医学が大きな力をもつようになったことは確かだが，しかし自然科学的な見方によって排除される側面があることは認識しておかなくてはならない．

　たとえば，自然の治癒力といわれるような身体の全体にかかわる機能，たんに身体的生理学的なものではなく，患者にとって重要な意味をもつ個別性や主観的な要素など．そしてなぜ自分はこのような病気にかかってしまったのだろうかという実存的な問いかけなど．

　これらは臨床の現場でまったく排除されてしまうことはありえないが，しかし病気を医学的に考察するなら，第二次的な意味しかもたないものである．ところが，患者一人ひとりにとってみれば，こうしたたんに肉体に還元できない痛みや苦痛が重大な問題なのである．病気はたんに肉体的なものにとどまらず，精神的な意味や社会的な意味をもつものである．"健康とはたんに疾病のないことではなく，身体的にも精神的にも社会的にもスピリチュアルにも完全に良好な状態をいい，たんに疾患にかかっていないとか虚弱でないということではない"というWHOが提案している健康の定義はしばしば引用されるが，この定義の含意するところは大きいものといわなくてはならない．

ケアの倫理

　ケアの倫理，つまり看護師に求められている倫理は，一人ひとりの患者が病むことそのものをサポートしケアするという，個別的全人的なかかわりの倫理である．看護はかかわりを築きながら行われるから，個々のプロセスをたいせつにすることになるのである．実際患者は一人ひとり違うから，看護はケース バイ ケースだとはよくいわれることである．

　しかしそこにとどまってしまう看護師であれば看護の専門職とはいえないはずである．かかわるといっても，患者や家族に感情移入してしまうことではない．四六時中べったり看護をし続ければよいというものでもない．ましてや看護師にとっての理想の患者像にあてはめて患者をみることではないし，患者や家族のあり方を価値評価することでもない．そうではなく，ありのままの患者をそのまま受け入れる姿勢が求められていよう．そうでなければ，全人的にかかわることはできないはずである．"患者の立場に立って"という言葉もよく使われるが，それは患者がおかれている状態に自分をおきかえて想像してみようという意味であって，本当に患者の立場に立てるわけではないし，患者の痛みや苦しみがわかるわけではない．むしろ患者の痛みや苦しみはわからない，だからこそ患者を知ろう理解しようという方向性が生まれてくるはずなのである．

そして，看護のあり方には常に専門職としての客観性が求められよう．ここでの客観性とは，自分の看護行為を冷静に見直せる能力のことであり，ほかの医療スタッフとともにその行為の意味を確認し批判し合える能力のことである．質の高い医学的知識と看護技術はもちろんのこと，常に患者をみる目，患者と接する姿勢を看護師自身が問い直していなければならないのである．患者は看護師とのかかわりのなかで病を受容していくのであり，看護師も患者とのかかわりを経て看護師として成長していくことが望まれるのである．ケアの倫理は固定された行動の指針ではなく，看護師によって患者とのかかわりのなかでまさにつくられていくものである．つくられ続けていくものなのである*．

★ ミルトン メイヤロフ：ケアの本質．ゆみる出版，p14 ― "相手が成長し，自己実現することをたすけることとしてのケアは，ひとつの過程であり，展開を内にはらみつつ人に関与するあり方であり，それはちょうど，相互信頼と，深まり質的に変わっていく関係をとおして，時とともに友情が成熟していくのと同様に成長するものなのである"

CHAPTER 2 ケアに必要な看護者の倫理

学習目標
- 権利と責任についての関係が説明できる．
- 患者がもつ権利と看護者の責任について説明ができる．
- 看護者の倫理綱領について説明ができる．
- 看護ケアにおけるインフォームドコンセントについて説明ができる．

はじめに 本章では看護ケアの実践に必要な看護者の倫理を明確にするため，医療における患者がもつ権利と看護ケアを担う看護者の責任について考えてみたい．

人間には社会で生活していく個人としての権利があることは周知のとおりである．その権利については法的なものと倫理的なものの二面があり，これは人に平等に分け与えられたものといえよう．

法的視点からみた権利例としては，日本国憲法第13条や第25条などに述べられていることである（COLUMN，p12参照）．また，国民の健康に関する法的なものとしては医療法があり，これは医療を提供する体制の確保を図り，国民の健康の保持に寄与することを目的としている．医療提供の理念については，生命の尊重と個人の尊厳の保持を旨とし，医療の担い手と受ける者との信頼関係に基づき，医療を受ける者の心身の状況に応じ，良質でかつ適切な内容であるべきことが述べられている．また，保健師助産師看護師法では，保健師・助産師・看護師の資質の向上を図ることを目的として国民がよりよいサービスを受けられることが期待されている．

しかし，近年，医療の場では臓器移植やがんによる末期医療の見直し，痛みの緩和，安楽死などに関する患者の立場からみた医療のあり方に倫理的視点からの検討が盛んに加えられるようになった．もともと，倫理とは"広辞苑"によれば"人倫の道，実際道徳の規範となるような原理"をいい，学問としての倫理学がある．また，道徳については"人のふみ行うべき道，規範，人間のあるべき態度"などの意味があり，両者は似かよっている．したがって倫理とは何かということになるが，詳細はChapter 1を参照されたい．

このように医療の場で，現在，患者が真に人間として尊重されているのか，病名や病状については患者や家族に真実が話されているのか，また個

人の知りえた内密事項は守秘されプライバシーが保護されているかなどについて，満たされない患者の意見が多くある．このような現状のなかで，医療者はそれらの場面でどう行動するかが問われており，目的に向かい変容してゆかざるをえない．権利が，個人の利益になるように法律により分与される力で，また倫理的には人間としての自律が尊重されるような力であることからすれば，誰かが権利をもてばそれに一致した責任を他者が負わなければこの関係は成就しない．そこで患者の権利とは何か，看護者の責任とは何か，その理念を根底においた看護とはどうあるべきかなどについて考えてみたい．

患者の権利

社会で生活する人間一人ひとりには人間としての法的権利があるように，医療を受ける患者にも患者としての法的権利があることは冒頭で述べた．また，患者の倫理的権利は，"患者の権利章典"のなかで標準化されて明確になっている．このなかで"患者は思いやりがあり礼儀正しいケアを受ける権利がある"また"患者は，いかなる医療技術や治療においても，それらが始められる前に，インフォームドコンセントを与えるのに必要な情報を受ける権利がある"ことなどが述べられている．このように患者を中心に考えられた医療が実施されて初めて患者の権利が遵守されたことになる．これらのことが実現されれば，患者のケアの成果が現れ，安全で質の高いケアが患者に提供されることになる．万が一提供されない場合は法廷で争われることになり，法的権利としての強制的力にたよる場合も起こりうる．これらのことを翻せば，ケア提供者は患者に思いやりをもって，礼儀正しく，正しいケアを，患者中心に考えて提供する責任があるということになる．このことは，患者がもつ権利は医療者の責任と考え，その患者に適合したケアを担う責任を専門職者として負うということにほかならない．

看護は，対象者の人間としての人権や尊厳を守りながら，健康増進，疾

COLUMN

日本国憲法にみる国民の権利

［個人の尊重］
第13条
すべて国民は，個人として尊重される．生命，自由及び幸福追求に対する国民の権利については，公共の福祉に反しない限り，立法その他の国政の上で，最大の尊重を必要とする．

［生存権及び国民生活の社会的進歩向上に努める国の義務］
第25条
すべて国民は，健康で文化的な最低限の生活を営む権利を有する．

②国は，すべての生活部面について，社会福祉，社会保障及び公衆衛生の向上及び増進に努めなければならない．

［基本的人権の本質］
第97条
この憲法が日本国民に保障する基本的人権は，人類の多年にわたる自由獲得の努力の成果であって，これらの権利は，過去幾多の試練に堪へ，現在及び将来の国民に対し，侵すことのできない永久の権利として信託されたものである．

病予防，健康回復，苦痛への軽減（安らかな死への援助を含む）を図るようにする．日本看護協会はこうした看護師の行動指針を，"看護師の倫理規程と解説"として1988年に提示した．2003年にそれは看護者の倫理綱領に改められた．

この綱領の①で"看護者は，人間の生命，人間としての尊厳及び権利を尊重する"という基本的倫理の大原則が示されている．これは，看護師・患者・家族との間で相互に成立する根源的看護の営みである．

看護者の責任

権利には法的権利と倫理的権利の二面があり，これら権利を遂行するためには権利に対応した看護者の責任があることを理解されたと思う．責任とは，

- 他者のために遂行しなければならないこと
- 他者の権利の行使を許可するために自分の欲求をおさえたり行動を起こ

患者の権利章典—アメリカ病院協会—1973

アメリカ病院協会は，患者の権利が遵守されることによって，患者のケアがより効果的となり，患者，担当医，そして病院側にとっても，より満足のいくものになることを期待して，患者の権利章典を提示する．アメリカ病院協会は，また，治療の過程で必須のものとして，これらの患者の権利が患者のために病院によって支持されることを期待して，患者の権利章典を提示するのである．（以下，一部省略）

1. 患者は思いやりがあり礼儀正しいケアを受ける権利がある．
2. 患者は，患者が理解できると医師が常識的に判断するような言葉遣いで，医師から，自分の病名，治療法や予後についての最も最近の情報を告げられる権利をもっている．もし，患者に告げられることが医学的に好ましくない場合には，患者にとって適切な人にそれらの情報を告げられるべきである．患者は，自分のケアを総括している医師の名前を知る権利がある．
3. 患者は，いかなる医療技術や治療でも，それらが始められる前に，インフォームドコンセントを与えるのに必要な情報を受ける権利がある．（以下省略）
4. 患者は，法律の許す範囲で治療を拒否する権利があり，また，患者が治療を拒否することによって起こりうる医療上の顛末について知らされる権利がある．
5. 患者は，自分の診察にまつわるすべてのプライバシーに関して万全の配慮を受ける権利がある．（以下省略）
6. 患者は，自分のケアにかかわるすべての交信や記録は内密にされると期待する権利がある．
7. 患者は，患者からのサービスの求めに応じて病院は可能な範囲で適切な対応をするべきであると，期待する権利がある．（以下省略）
8. 患者は，自分のケアに関連のあるかぎり，自分がかかっている病院と他の医療施設や教育機関との関係に関する情報を知る権利がある．
9. 患者は，病院が自分のケアや治療に影響を与えるような人体実験を実施しようと企画しているかどうか，通知される権利がある．患者は，そのような人体実験をする研究プロジェクトに参加するのを拒否する権利がある．（以下省略）
10. 患者は，適当な期間継続的にケアがなされることを期待する権利がある．
11. 患者は，自分の治療費について，それをどこから支払うかには関係なく，請求書を調べたうえで説明を聞く権利がある．
12. 患者は，患者としての自分の行為行状に，病院の規則や取り締まりがどのように適用されるかについて，知る権利がある．

●星野一正訳　1994[1]

したりすること
をいう．このことが看護倫理を考えることで，看護専門職として看護行動の善悪についての標準を査定することである．たとえば，ある患者にインフォームドコンセントをする際，その患者の権利を遂行するにあたり，医療者は患者ケアに関連する情報を提供する責任があり，これをしない場合は告発されることにもなる．また，患者に関係のある物的リスクや，患者の質問・関心事について，医療者は最大限の能力をもって解答しなければならない．専門職としての看護業務はかなりの専門的判断と技術を必要とすることから，看護者は日々，新しい知識や技術について研鑽を積み能力の維持向上に努めることは当然のことでもある．

　また，医療法第1条の2には"医療者は生命の尊厳を旨とする"とあるが，看護者は患者に対してそうあるべきであるが，患者だけでなく医療者自身に対しても生命を尊び，自己，他者とも人間としての尊厳が保持されるべき行動をとる必要があることはいうまでもない．これらに必要な倫理は専門職者一人ひとりがもつ価値観から開発され，この価値観は新生児期から成人期に至る過程で観察や体験をとおして形成される[1]．看護者の価値観は個人がもつ道徳観と専門職としての倫理からなり，看護者は患者の要求を探求しながら看護者としての倫理的行動をとる．それには"看護師の規律－看護に適用される倫理的概念""看護者の倫理綱領"を理念の根底において看護実践につなげることであろう．しかし，看護実践の場は多くの要因と価値観の異なる人びとの集団の場でもあることから，解決できない不都合なこともありうる．

　看護師の倫理綱領が国際的に初めて採択されたのは，1953年の国際看護師協会（ICN）であった．その後，何回かの改訂を経ながら現在に至っている．前文では，看護師の4つの基本的責任と看護のニーズがあらゆる人びとに普遍的であること，また，看護の本質と看護ケアはどんな制約も受け

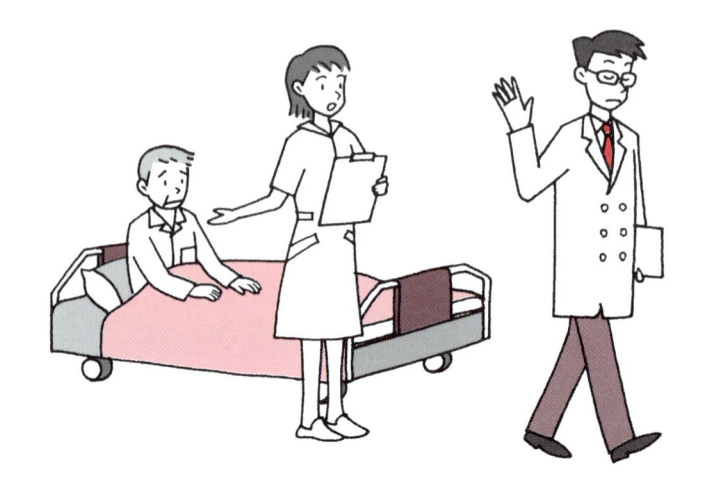

ないこと，これらを実践する看護師はあらゆる人びとと連携を図るなどのことが述べられている．また，4つの基本領域，① 看護師と人びと，② 看護師と実践，③ 看護師と看護専門職，④ 看護師と共働者の倫理的基準が示されている[2]．

具体的には，看護師の4つの基本的責任"健康を増進し，疾病を予防し，健康を回復し，苦痛を緩和する"に資するような行動に向け，たとえば患者を差別することなく，また，他人の私事に関する情報の秘密を守るなどの看護行動を起こすことである．しかし，現実の医療の場では複雑な多くの要因が関係しているために，看護者は望む行動がとれずジレンマを起こすこともしばしばである．他の専門職との間で，同僚間で，患者・家族との間で，管理上でとそれは多岐にわたっている．

患者の権利に適合したケア提供者としての看護者の責任の一つに，患者にとって安全で安楽なよりよいケアが提供されることの保障がある．具体的には，患者に処置やケアがなされる場合，事前に患者に理解される内容で説明し，それに対して患者自身の意思で同意あるいは拒否できるよう支援する役割も看護者には付随する．また，患者は自分の意思による尊厳死についての権利もあるので，医療者はこのような権利についての責任を負い，看護者は患者がもつこれらの権利が尊重され，保護されるように保障する責任もある．そして，患者が自分自身で話すことができない場合などは患者に代わり擁護（アドボカシー）するなどの責任もある．また，処置のリスクに関する事前の説明やそれについての自己決定の患者の権利に対する看護者の責任は，これに加えてやさしい態度と丁寧な言葉遣いで対応する道徳的・倫理的面での責任もある．したがって看護者は，健康状態や処置を行う理由，関連事項についての説明に加えて，治療や処置を患者に促す役割や，患者が拒否したり，他の視点からの意見を述べて調整するなどの権利を保障する責任がある．

しかし，これら患者の権利が日本の医療の場で保障されているか否かについては，現状では疑問がある．今後，日本文化の社会的基準に鑑みながら国民一人ひとりが真剣に認識してあるべき医療の姿に変えていく必要があるかもしれない．また，看護における倫理についても自律，善行，正義などの倫理原則(Chapter 4, p39 参照)を基盤にして，看護行動の標準をこれから検討しなければならないという課題もある．

COLUMN

擁護（アドボカシー）

権利擁護としてのアドボカシーはわが国では1990年代になり頻繁に使用されるようになってきた．自己の意思を病気や傷害により自身で選択することができない状況にある患者さんに代わって，組織的ではない権利の代弁者として十分に意思を汲み取った内容で代弁することである．

看護者の倫理綱領

　看護は人間としての人権や尊厳を守るために，健康の増進，疾病の予防，健康の回復，苦痛の軽減（安らかな死への援助）を目的として対象者を支援する．日本看護協会はこうした看護師のとる行動の指針を"看護師の倫理規定"と称し1988年に提示し，2003年に看護者の倫理綱領と改めその解説をした．このなかでは"人間の生命，人間としての尊厳及び権利を尊重する[1]"という基本的倫理の大原則が示されている．このことは，言葉のうえでは簡単であるが，日々の行動の根底におくことはたいへん難しいことではないだろうか．"生命"とはどういうことかなど，根源的に考えることがたいせつとなろう．専門職の特徴としては，倫理綱領をもち自分自身の行動を律していくことであるが，この倫理綱領には専門職看護師の本来的な目標，価値観が明示され，看護職がケアを実施するときの基礎となる看護倫理の原則が網羅されている．

　ここでは日本看護協会の解説を基に著者自身の考えを加えた．

① 看護は人間の誕生から死に至る過程における人々の健康問題について支援するが，あらゆる過程で人間の生命を尊重した，人間だけがもつ尊厳と権利を尊ぶ精神が看護の根底に存在するので，常にこのことを念頭においた行動をとるようにこころがける．

② 看護の対象については何人にも公平に貧富にあっても差別することなく，その人が必要とする看護をいかなる環境下でも最善を目指して実施する．心身に障害があっても，またいかなる健康障害があっても患者に公平な権利を保証する責任がある．

③ 看護は，対象となる人々の間にコミュニケーションをとって信頼関係を築きそれを基盤に看護を提供する．対象のニードや考え方，価値観，生活様式などの個別的背景を理解して，共感的・倫理的行動がとれるようにする．看護実践にあたっては，十分な説明を行い効果的な看護になるよう，また，実施した結果について責任を持つことである．

④ 看護は，対象となる人々の権利を尊重し，提供される看護行為の一つ一つについて十分に説明し，患者の意思決定のもとに看護が行われるようにする．また，対象の意思がなんらかの状況により選択できないような場合，患者自身にかわって代弁する．

⑤ 看護者は，対象となる人々の診療や看護記録をはじめ検査データなどの知りえた内容について慎重に扱い，漏らすことなく守秘する義務がある．これらを守るとともに知りえた個人情報の保護に努める．また，知りえた内容を他職種と共有する場合にあってもこれら原則を守るこ

看護者の倫理綱領(Code of Ethics for Nurses)2003

前文

　人々は，人間としての尊厳を維持し，健康で幸福であることを願っている．看護は，このような人間の普遍的なニーズに応え，人々の健康な生活の実現に貢献することを使命としている．看護は，あらゆる年代の個人，家族，集団，地域社会を対象とし，健康の保持増進，疾病の予防，健康の回復，苦痛の緩和を行い，生涯を通してその最期まで，その人らしく生を全うできるように援助を行うことを目的としている．

　看護者は，看護職の免許によって看護を実践する権限を与えられた者であり，その社会的な責務を果たすため，看護の実践にあたっては，人々の生きる権利，尊厳を保つ権利，敬意のこもった看護を受ける権利，平等な看護を受ける権利などの人権を尊重することが求められる．

　日本看護協会の『看護者の倫理綱領』は，病院，地域，学校，教育・研究機関，行政機関など，あらゆる場で実践を行う看護者を対象とした行動指針であり，自己の実践を振り返る際の基盤を提供するものである．また，看護の実践について専門職として引き受ける責任の範囲を，社会に対して明示するものである．

条文

① 看護者は，人間の生命，人間としての尊厳及び権利を尊重する．
② 看護者は，国籍，人種・民族，宗教，信条，年齢，性別及び性的指向，社会的地位，経済的状態，ライフスタイル，健康問題の性質にかかわらず，対象となる人々に平等に看護を提供する．
③ 看護者は，対象となる人々との間に信頼関係を築き，その信頼関係に基づいて看護を提供する．
④ 看護者は，人々の知る権利及び自己決定の権利を尊重し，その権利を擁護する．
⑤ 看護者は，守秘義務を遵守し，個人情報の保護に努めるとともに，これを他者と共有する場合は適切な判断のもとに行う．
⑥ 看護者は，対象となる人々への看護が阻害されているときや危険にさらされているときは，人々を保護し安全を確保する．
⑦ 看護者は，自己の責任と能力を的確に認識し，実施した看護について個人としての責任をもつ．
⑧ 看護者は，常に，個人の責任として継続学習による能力の維持・開発に努める．
⑨ 看護者は，他の看護者及び保健医療福祉関係者とともに協働して看護を提供する．
⑩ 看護者は，より質の高い看護を行うために，看護実践，看護管理，看護教育，看護研究の望ましい基準を設定し，実施する．
⑪ 看護者は，研究や実践を通して，専門的知識・技術の創造と開発に努め，看護学の発展に寄与する．
⑫ 看護者は，より質の高い看護を行うために，看護者自身の心身の健康の保持増進に努める．
⑬ 看護者は，社会の人々の信頼を得るように，個人としての品行を常に高く維持する．
⑭ 看護者は，人々がよりよい健康を獲得していくために，環境の問題について社会と責任を共有する．
⑮ 看護者は，専門職組織を通じて，看護の質を高めるための制度の確立に参画し，よりよい社会づくりに貢献する．

●日本看護協会 2003[3]

とである．

⑥ 看護者は，対象となる人々に適切な看護が行われるようチームや組織をあげて配慮する．万が一，不利益や危害を被る恐れが予測される，あるいは危険が差し迫っている場合，急いで保護するような行動をとるようにする．また，医療チームや組織で検討するなどして問題解決の方策を考え適切な手段を講じる．

⑦ 看護は政治・社会・経済や医療環境などによってもその影響を受け，看護の質や基準・標準などは変化し，看護の場は一定の状況ではない．その場その場で看護に必要な条件を整備し，他者と協力しながら最大限のできうる限りの看護を実施する責任がある．実施にあたっては安全で安楽なケアの責任を負うことはもちろん，実施した看護行為は記録に残してその責任を明確にする必要がある．

⑧ 看護者は，科学や医療の進歩，ならびに社会の変容に応じ専門看護職業人としての研鑽に励み，能力の維持・開発に努める．施設内の勉強会や看護協会の主催する研修会などに積極的に参加し継続的・生涯学習を重ね自ら成長していく．

⑨ 医療法では，医療を受ける人々が質の高い安全で安心な医療が提供されるよううたわれている．看護職は，医療チーム間でリーダーシップを発揮しながらお互い連携協力する．このチームには多種多様な医療専門職が各々の高い専門性を発揮しお互い連携・補完し合って的確な医療を展開する．

⑩ 人びとに質の高い看護が提供できるよう，実践・教育・研究について以下のようなことを行う．
- 看護が専門職であることを自覚して自らが必要な知識と技術について研鑽する姿勢をもち看護の水準を高めるようにする．
- 看護教育に関する問題やカリキュラムについて継続的に検討する．
- 看護の研究をして看護の質を高め看護学の発展に寄与する．

⑪ 看護者は，常に研鑽しながら研究や実践から得られた新しい知見を活用して看護実践に生かし，よりよい看護を提供するようにする．

⑫ 看護者はよりよく看護が提供できるよう自己の健康に留意し健康の保持増進に努める．

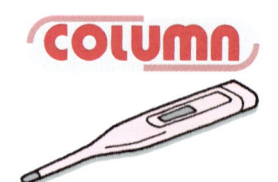

COLUMN 専門職の要件

1. 看護師には法で定められた業務があり，専門知識と技術により対象者に看護を提供する．
2. 専門化された研究機関と教育制度を備えている．看護職能団体，研究機関，教育制度がある．
3. 社会に応えうる倫理綱領を掲げている．国際看護協会，日本看護協会の看護職のための倫理綱領が存在する．

⑬ 社会生活においては看護者としてのプライドをもち社会の人から信頼されるよう品行に留意する．
⑭ 環境と健康は相互に影響しあっている．地球の将来を考え人々がより健康に過ごせるよう環境問題についても積極的に考え行動を起こしていこう．
⑮ 専門職として看護がより発展していくよう社会への貢献を積極的にしよう．

看護ケアにおけるインフォームドコンセント

　前項では患者の法的・倫理的権利と，患者がもつ自律，人間としての尊厳，自己決定の尊重，生命に関連する事項の意思決定などについての倫理的原則を基盤にした権利について学んだ．"インフォームドコンセント"はもともと米国における法的概念であり，① 医師の診療の義務と守秘義務，② 患者の真実を知る権利と医師の説明義務，③ 医師の説明義務と患者の自主的判断権および選択権，④ 患者の自己決定権と同意権であった[2]．このような患者のもつ権利の行使にあたって，患者は健康状態や病気の予防，処置の選択の自由，これらとともに結果や危険因子などについても医療者から十分に説明される必要がある．情報の欠如や，間違った不十分な情報を患者に提供することは，患者から処置やケアなどについて正しい決定を下す権利を奪うことになる．同様に，看護師は他の専門職と一緒に協議したほうが役立つように感じる場合には，患者の代理として協議をもつことも必要である．しかし，患者はこのような支援を断ることもできる．医療職は患者個人の尊厳に敬意をもって対応する責任がある．

　一つ例をあげると，大手術の後，患者が重篤な状態に陥ったままになると，誰が患者を擁護するのかなどの問題も起きるので，看護ケアにおいても最大限患者の意思がケアに反映されるよう術前からの配慮が望まれる．つまり，患者への説明は，そのケアのなかに患者の意思が少しでも生かされるよう，前もって考えておくことが重要となる．

　日本医師会生命倫理懇談会では，① 病名と病気の現状，② ①についてとろうとしている治療の方法，③ その治療方法の危険度，④ それ以外に選択肢として可能な治療方法と利害得失，⑤ 予後，などを説明することを決めた．また，患者の知る権利と自己決定権の範囲は以下のようになる．

① 病院で作成された自己の医療記録を閲覧したり，コピーを請求する権利．
② セカンドオピニオンを得る権利．
③ 提供された情報を理解し，自己決定することが困難な患者についての

権利の保障．

諸外国では，医療者からの十分な説明と患者からのそれに対する意思（同意や拒否）なしには，たとえ一連の処置であっても，それは法的責任において医療者の怠慢によるものと判断される．わが国の実情ではここまで徹底されていないが，今後このような方向に進むことは明らかであろう．したがって看護者として次のような患者の権利に留意して看護ケアを実践していくよう責任をもつ必要がある．

① 看護ケアに責任をもつ義務：患者に役立つ必要なケアは看護者の責任として実施する．
② 患者の知る権利と看護師の説明義務：患者は計画された看護ケアについて看護師より詳細に説明を受ける権利がある．また看護師には説明の義務がある．
③ 患者の選択権と自主的判断権：看護師により説明されたケアについて患者は選択肢をもって判断する．看護師は患者の意思をケアに反映させる．
④ 患者の自己決定権と同意権：患者は看護ケアの実施に対して自由裁量をもち，同意して看護ケアに参加する権利がある．
⑤ 患者にアセスメントの範囲を十分に知らせる．

近年，医療は高度化されてきているが，患者が必要とする看護ケアの本質は変わらない．看護者が患者に関心をもち，精神的負担や不安を軽減するよう働きかけることで，多少なりとも心が癒されることを忘れてはならない．

引用文献
1) 星野一正 編著：生命倫理と医療 すこやかな生とやすらかな死．丸善，1994，p25-26．
2) ICN『看護師の倫理綱領』（2012 改訂版：日本看護協会訳）
   http://www.nurse.or.jp/nursing/international/icn/document/ethics/index.html
3) 日本看護協会『看護者の倫理綱領』（2003 年）
   http://www.nurse.or.jp/nursing/practice/rinri/rinri.html

参考文献
1) マーティン ベンジャミン，ジョイ カーティス（矢次正利ほか 訳）：臨床看護のディレンマ－生命倫理と医療経済・医療制度．時空出版，1996，p1-12．
2) Keatings M, O'Neil B. Smith：Ethical & Legal issues in Canadian nursing, 2nd ed. Harcourt, Canada, 2000, p263-283, 303-322.

CHAPTER 3 患者中心の看護倫理を実践するために

学習目標
- 看護倫理の定義を説明できる．
- 医療現場での看護倫理の問題点について説明できる．
- 看護業務で直面するジレンマについて説明できる．
- 倫理問題における看護職者の役割について説明できる．
- 倫理的問題に取り組む具体的方法を理解できる．
- 患者中心の看護倫理を実践するために看護職者はいかにあればよいかが理解できる．

医療現場における看護倫理の問題点

医療現場の状況は，患者・家族の権利意識の高揚，価値観の多様化，患者と医療関係者の伝統的な信頼関係の崩壊など大きく変化をきたしている．一方，生を巡る諸問題（出生前胎児診断，重症障害新生児や極小未熟児の治療，遺伝子診断・治療，生殖技術など），死を巡る諸問題（脳死判定，臓器移植，生命維持装置の使用，がん告知，尊厳死など）も大きく様子が変わってきている．また，高度先進医療に伴い危険度の高い処置，検査，手術などが日常的に行われている．そのうえ，医療費の高騰に伴う政策や経済問題など環境がめまぐるしい激変のなかにある．

このような状況に身を置く看護職者は，日常業務において多くの倫理的問題に遭遇しており，倫理的側面での意思決定を下すことを迫られている．

看護倫理とは何かという定義については，今後も検討を要すると思うが，フライ（Fry ST）は"看護倫理とは生物医学倫理（biomedical ethics）のなかに下位の分類用語として特定の分類用語分野を有し，医療のなかで当面するさまざまな倫理的問題に対して，看護師が行う倫理的判断の分類内容が看護倫理といえる"と述べている[1]．

筆者らは，看護倫理（学）とは，"看護職が倫理的問題に直面したとき，どのように判断し，どのように行動するかについて学習することである"と考える．

看護業務で直面するジレンマ

　　　　　　看護業務のなかには倫理的側面での意思決定を迫られる場面が実に多く含まれている．そして倫理的意思決定がうまく下せなければ，ジレンマに陥るであろう．

　試みに例をあげてみてもさまざまである．

① がん末期にある患者への化学療法の進め方をめぐって，患者に苦痛を与える治療につき，看護師は患者の苦痛の様子をみており，治療方針について医師と話し合い，調整する必要に迫られている．しかし，医師と対等に話し合えずその調整ができないままになっている．

② 患者に本当の病状が説明されていないため，患者自身の意思を治療方針に組み入れることができず，患者が治療に参加できない．

③ 治療について医師から十分な情報が伝達されないため，看護師として患者・家族への対応の方針がたてられない．

④ 患者・家族の希望を看護師が伝達したにもかかわらず，医師はこれに耳を貸すことなく当初の治療方針を強行したため，結局患者は自分の意思に反した終末期を迎えなければならなかった．

⑤ がん末期患者の意思が確認できない状況において，家族は最後まで延命治療をしてほしいと話すが，看護師や医師は患者の身体に針を刺し，管を何本も挿入する延命治療はしたくないと考えている．家族と医療従事者の間で治療方針がくいちがってしまった．

⑥ 高度医療技術の発達により，これまで助からなかった新生児の命が助かるようになったが，重い障害を抱えながら生きていくことになる．医療機器に頼らなければ生きていくことができない児は，在宅医療が困難だったり，長期ケアを引き受けることができる病院や施設が少な

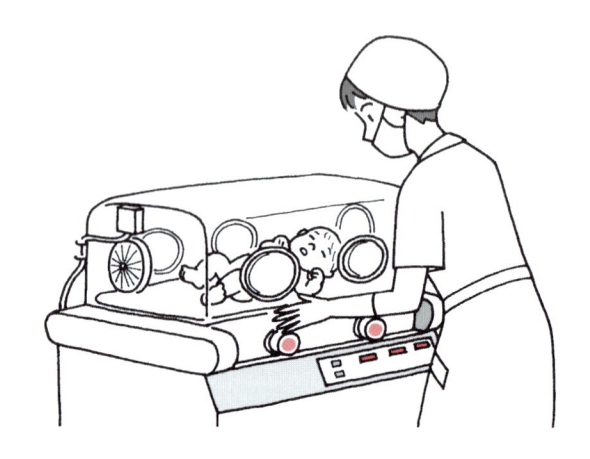

い．看護師は今後もずっと医療機器に囲まれたこの病室で過ごさなければならないのかと，この児の将来に悩んでしまう．

⑦ 先輩の看護師が明らかに患者の不利益になるようなことを行っていた．これはおかしいのではないかと思ったが，自分の先輩に面と向かってそれを指摘することができず，上司に報告することも告げ口をしているようでできない．何もできないでそれを見過ごしていることにも悩んでしまい，自分はどうしたらいいのかわからない．

⑧ 救急の病院に患者が運ばれてきた．その患者は直ちに人工呼吸器をつけないと命に危険が及ぶ．しかし，病院内にある人工呼吸器はすべてほかの患者に使用しており使うことができない．患者を別の病院に移送することにしたが，移送距離は決して短くはなく，移送中のリスクは大きいと考えられる．だが，この手段を選ぶしか方法がなかった．

⑨ 男性の患者は自分の思っていることが思いどおりの時間に思いどおりに進まないと，看護師に暴言を吐き脅したりした．それでも患者の治療は必要であったため，看護師たちはその患者の言葉に耐えながらケアを継続していくしかなかった．

⑩ 患者が看護師に病状や心配ごとを聞いているのに，看護師の言葉で患者への説明ができない場面に遭遇した．看護の役割を果たしていない同僚に遭遇して，ジレンマを抱えることがある．

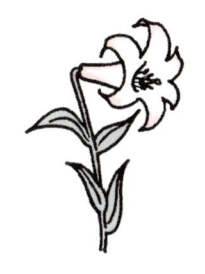

COLUMN

看護師が日常の臨床場面で直面している倫理的ジレンマとその周辺

看護婦（師）は常に，患者のベッドサイドで日常的に患者や家族の苦痛をまのあたりにし，かつ医師と患者，患者と家族，看護婦同士のはざまで，倫理的ジレンマを感じつつ，さまざまな決断をし，看護を進めなければならない．

平成9年4月から看護部内に看護倫理委員会を設置した．部外より看護学部教授（看護管理・情報管理学担当），医学部講師（医学原論研究部門担当）にメンバーとして参加してもらい，看護の日常業務のなかにある倫理的ジレンマを顕在化させ，検討し，サポートし合う場として活動を開始した．まずは抱えている事例の検討から手がけ，看護が倫理的配慮のもとに進められていくように活動を始めたところである．

看護婦はどうすればよいのだろうか．

倫理的側面では医師も看護婦も個人的判断で対応できなくなっている現在，悩みつつ仕事を進めているのが現状である．

倫理問題についても医師やコメディカルとともに語り合い，話し合いのなかから少しずつコンセンサスや倫理的判断を下すための実践的な枠組みを確立し，ガイドラインを整理する．それらを参考にして臨床現場の実践に生かしていけるようにしたいものである．臨床の現場は倫理的側面での多くの意思決定に迫られているからである．

1997年2月，筆者は米国イリノイ州のJCAHO (Joint Commission on Accreditation of Health Organizations；保健医療施設機能評価機構）の本部で研修を受ける機会を得た．病院の機能評価については，Hospital Accreditation Standardsのなかに Patient Rights and Organization Ethics（患者の人権と組織の倫理）についての基準が示されている．重要な事項として受け止めた．これを実際に活用していくためにはガイドラインの作成が急務であると思うのである．

（看護部・C委員会委員）

●倫理委員会ニュース 1998

このように，看護師は日常的に，医師-看護者，医師-患者，看護者-家族，看護者同士などのはざまで，ジレンマを感じつつも，そこでさまざまな決断をし，看護を進めなければならない立場に置かれている．

ジレンマ（dilemma）とは"2つの相反する考えの板挟みになって進退きわまる状態"という意味で使われているが，看護業務に関しては，2つの相反する価値観のどちらを選択するかに悩むという状況があり，そのなかで"看護師の気持ちに割り切れない思いがくすぶっている状態"に対して用いられる[2, 3]．

看護業務上，悩んだり直面したことについて，日本看護協会は1997年，看護職実態調査の一環として，看護職者が直面する看護倫理上の"悩み"に関する調査を実施し[4]，業務上の倫理問題の発生頻度を示している（❶❷）．

たとえば，業務上"悩んだり""直面した"回答が，ともに40％を超えている項目は，自分の能力を超える仕事をしなければならず，自分の知識や技術に自信がもてないがやらなければならないときとなっている．"直面した"で最も高い項目は，医師の指示が対象者（患者）にとって最善ではないと感じるが，従わなくてはならないときとなっている．

それらの看護倫理上の問題の対応方法については，第三者に相談する（71.9％）が最も多く，次いで関係者（当事者）と話し合う（54.3％），文献などを読む（36.1％），ひとりで悩む（23.2％），深く考えないようにする（11.8％），解決の手段がないのでそのままにする（11.0％），などとなっている．

これらの悩みに対して，検討の機会や場を設けているところが少なく，職場の倫理委員会など，公の場に持ち込むという対応は6.3％との現状が示されている．

倫理委員会の有無では"ある"が15.6％，"ない"が41.3％となっており，看護職者自身による看護に関する倫理の問題を検討する場や機会をもっているところは16.7％，もっていないところ47.6％（❸❹）となっている．当院でも業務上悩んだり直面することは，ほぼ同じ傾向にあった．

COLUMN

死をめぐる最近の諸問題

死は生命現象の終結で何人にも平等に訪れる．老衰のように寿命が尽きて死に至る例もあるが，病気や事故などの外的要因で起きる死のほうが多い．死は生涯最後のステージで，社会的にも心理的にも現世からの別れで悲哀の感情を伴う．現代，死に逝く場所の大半が病院であることから，人びとは死という現実を身近に感じなくなっている．

病院での死の多くは，臨終が近づくと家族は病室から出され，患者に心臓マッサージや人工呼吸などの蘇生術が施される．近代医学はこのような行き過ぎた医療が行われるようになり尊厳死という言葉も誕生した．尊厳死には曖昧な点もあるが，医学的に助かる見込みのない患者に対し延命医療を中止し，死に逝く者の人間性が損なわれないよう人としての尊厳を保ちながら死を迎えようとする自然の死をいう．しかし，これを実行するには現代の医療倫理観について十分に検討される必要がある．

❶ 業務上悩んだり直面したこと

問題点	質問項目	悩む(%)	直面(%)
倫理原則	対象者（患者）のニーズを満たすことが他の患者のニーズに相反すると感じるとき（例：感染症であるという秘密を守るべきか，他者への感染予防のため情報を公開したほうがよいか）	40.3	32.0
	同僚の判断やケアが適当ではないと感じるが，その事実を指摘できなかったり，黙認しなくてはならないとき	37.9	44.1
	医師の指示が患者にとって最善ではないと感じるが，それを医師に伝えることができなかったり，その指示に従わなくてはならないとき	39.5	49.6
	特定対象（患者）の"VIP待遇"のように，患者に平等な対応ができないとき	30.4	28.4
	病院など自分が勤める組織の極端な営利的経営方針に抵抗を感じるが従わなくてはならないとき	31.6	26.1
	プラシーボ（偽薬）の使用にかかわらなくてはならないとき	16.2	32.5
倫理的に認められる個人の権利	治験や臨床研究などを行う際に，必ずしも患者の利益になっていないと感じるがかかわらざるをえないとき	26.4	15.0
	患者が自分の診断名や治療法などを知りたいということが守られていないと思われるが，それに応えられないとき	38.5	48.3
医療者が果たすべき義務と責務	自分の能力を超える仕事をしなければならず，自分の知識や技術に自信がもてないがやらなければならないとき	46.2	48.9
	人手があれば実施する必要のない抑制をしなくてはならないとき	30.7	36.3
	実習中の看護学生・生徒に義務の一端を担わせていると感じたとき	21.8	14.5
	看護学生・生徒が行った援助技術によって，患者に精神的・肉体的負担が生じたと思われるとき	30.6	23.4
倫理的忠誠	患者のプライバシーや秘密が守りきれていないと感じるがどうにもならないとき	37.3	22.3
	患者もしくはその家族が虐待をする，あるいは虐待をされているがその解決への介入や援助を拒否されたり，介入や援助をすることに困難を感じるとき	35.7	16.0
	医療事故の処理過程で，事実に反する証言などをしなくてはならなかったり，真実を伝えられないようなとき	28.6	5.3
生命と生殖	臓器移植などの先進医療や出生前診断ー人工妊娠中絶といった"人為的な生命の操作"に関する行為にかかわるとき	26.5	9.6
	ターミナル期に行われている治療やケアが患者にとって最善ではないと感じるが，状況の改善ができないとき	40.3	37.0

❷ 日常業務で悩んだり直面した場面での対応
（複数回答；%）

第三者に相談する	71.9
関係者（当事者）と話し合う	54.3
文献などを読む	36.1
ひとりで悩む	23.2
深く考えないようにする	11.8
解決の手段がないのでそのままにする	11.0
職場の倫理委員会など，公の場に持ち込む	6.3
該当するものがない	1.2

❸ 倫理委員会の有無と看護職者の参加

倫理委員会の有無(%)

ある	15.6
ない	41.3
わからない	40.6

看護職者の参加(%)

参加している	66.9
参加していない	11.6
わからない	19.5
無回答・不明	1.9

❹ 看護職者自身による看護に関する倫理の問題を検討する場や機会の有無(%)

もっている	16.7
もっていない	47.6
わからない	31.9
無回答・不明	3.8

●日本看護協会：看護職実態調査 1997

倫理問題における看護職者の役割

　臨床現場で看護職者に必要とされていることは，倫理的配慮のもとに看護がとり行われることである．患者中心に患者・家族の自己決定を支援し，患者・家族とともに創り出す看護が実践されることである．そのことにより，患者・家族，看護職者ともに満足度が高くなり，看護職者に対する社会からの信頼も高められていくものと考える．そのため看護職者は，直面している倫理的悩みやジレンマを顕在化し，意思決定を行い，それを実行に移せるだけの思考能力や実行力を身につけなければならない．
　それでは，看護職者が倫理的問題に取り組んでいけるようにするためには，具体的に何を目指して進めばよいのだろうか．
　倫理問題に取り組む目的は，臨床現場で起きた倫理的な問題を同定・分析し，その対応策を実践することにより，患者へのケアの質を向上させることにある．看護師には，患者のニーズや価値観を知り，人間尊重の理念に立って，患者一人ひとりが，医療の目標を理解したうえで治療方針についての自己判断ができるように，患者を援助していくことが求められている．そのためには倫理問題における看護師の役割として次のような点が求められる．

① 日常業務における倫理的ジレンマを顕在化させること．
② 顕在化された問題について思考し，表現し，検討し合う場を設けること．
③ 倫理的感受性の育成を図ること．倫理的感受性とは価値や価値観の対立を認識する能力のことである．フライは"倫理的感受性には，個人の利害に影響を与える状況について倫理的側面を見出す能力，個人の言語的/非言語的行動を解釈し，その人が何を必要としているかを明らかにし，その人に適切な方法で反応することである"とし，文化・宗教・教育・人生経験などによって影響されることをあげている．
④ 日々の看護業務を倫理的視点から考える習慣をもつ．そのためには，価値判断の形成，倫理原則，倫理的概念，倫理に関する規定などについて学ぶ必要がある．
⑤ 看護職者が倫理的問題を感じたときに，そのことを取り上げ，問題解決の方向へと導くような看護倫理の実践システムを築き，看護実践のための組織化を行うこと．なぜなら，倫理問題は個人の努力だけでは解決できない問題・事態と直面するからである．これらに対応していくには，組織的に看護職者の倫理的実践をサポートするシステムづくりを進めていくことが必要となる．

看護者として倫理的ジレンマを感じたとき

　看護職者は一人ひとりが，倫理的ジレンマを感じたときに一人で悩んだり，解決の手段がないままにしたりして，自己の悩みとして閉じ込めてしまわないで，まず考えたことを表現してみることである．それがジレンマの顕在化につながる第一歩である．同時にジレンマについて問題を検討し，話し合う場があることが重要である．検討の場での話し合いを通じて一人ひとりの看護職者の倫理的感受性も育まれていくであろうし，倫理的実践ができるような学習を積み重ねていくことも必要となる．看護職者の活動を実践し推進するためのシステムとしての組織化が必要である．

　具体的な事例検討を積み上げながら，倫理的意思決定の方法を自ら体験することで，倫理的に看護を行う力ができてくる．それを看護に生かしていくことである．看護行為が倫理的に実践されていくように，また，何らかの倫理的意思決定ができるようになることで患者中心の看護倫理の実践が進められると考える．

引用・参考文献

1) フライ S（片田範子ほか 訳）：看護実践の倫理－倫理的意思決定のためのガイド．日本看護協会出版会，1996．
2) 小島通代：看護ジレンマ対応マニュアル 患者中心の看護のための医師とのコミュニケーション．医学書院，1997，p42-43．
3) ベンジャミン M，カーテス J（矢次正利ほか 訳）：臨床看護のジレンマ I, II．時空出版，1996．
4) 岡谷恵子, 日本看護協会倫理検討委員会：看護業務上の倫理的問題に対する看護者の認識－日本看護協会〈日常業務上ぶつかる悩み〉調査より，特集・倫理的感受性－その必要性とサポートシステム．看護 52(2)：26-31，1999．

CHAPTER 4 看護部門で取り組む倫理的課題

学習目標
- 看護倫理実践システムの構築について説明できる．
- 倫理的意思決定のプロセスについて説明できる．
- 倫理問題を含む事例の検討方法について説明できる．
- 倫理問題の解決策の決定と実施について説明できる．
- 倫理問題への組織的取り組みについて説明できる．

はじめに 看護における倫理的実践においては，患者中心の看護が，倫理的配慮のもとに行われているか否かが基本となる．患者中心の看護は患者の人権を擁護し，人間としての尊厳を保てるように支援する看護のことである．

看護上の倫理的問題に取り組むためには，看護師一人ひとりが，倫理的感受性を高め，倫理的判断能力を向上させ，組織として看護倫理実践システムを構築し，倫理上の問題を話し合う機会や場をもち，サポート体制のなかで倫理的実践活動を進めていくことであると述べてきたが，それらを具体的に紹介する．

看護倫理実践システムの構築

看護倫理実践システムの設計図

倫理的実践活動を推進するにあたって最も重要なことは，サポートおよび推進のためのシステムづくりである．具体的には，日本看護協会看護婦職能委員会編"看護婦業務指針"において，3段階によって示されている"看護倫理実践システムの設計図"を参考にし，❶のようなプロセスを目指して進めることができよう．

しかし，準備段階としては，次のようなことが必要であろう．

準備段階

① 日常の医療に従事している看護職者は，医療のなかにある倫理的問題をそれと気づかず通り過ごしていたり，倫理的問題について話し合うということが，少ないと感じられる．したがって，まず，医療のなかにある

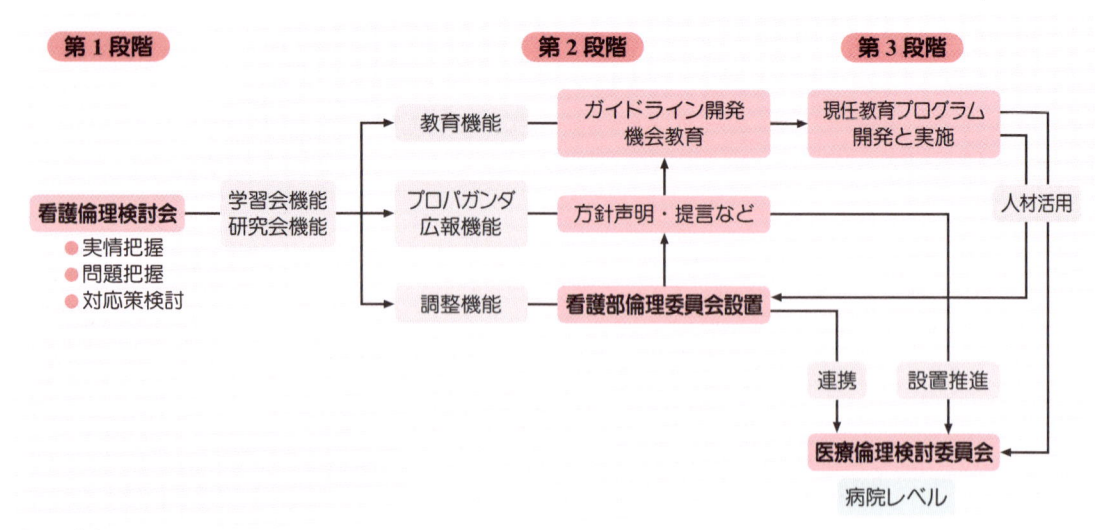

❶ 看護倫理システムの設計図

倫理的な問題を考える重要性や必要性を看護職者に普及させ，倫理的問題を話し合う場をつくりそれを利用する意味を組織のなかに根づかせるような環境づくりも必要である．
② 医療のなかで倫理的問題を解決していくためには，個人の倫理観や道徳的感性を磨くことだけでなく，組織的な取り組みもたいせつであり，組織のなかに看護職者の倫理的実践を助けるような相談システムを構築することが必要である[1-3,7]．これは看護管理者の役割でもあろう．

北里大学病院における看護倫理実践システム
実践システムの設計―第1段階

システムづくりの第1段階では，看護倫理検討会などを設け，実情把握，問題整理，対応策の検討を行う．同時に，学習会や研究会を重ねていく．具体的には，看護職者がジレンマを感じた事例を出し，何がなぜ問題になったかを自由に論議し合うなかで，学習が必要なテーマについて学ぶことが現実的である．

また一つのテーマについて研究会がもたれ，継続的な検討が行われていくことが倫理問題に関する力をつけていくことにつながるといえる．

事例検討を行う意義について，実践したなかから述べてみると，次のような点があげられる．
① 共感的理解と同じ体験をしている仲間がいること．
② 同様の体験をした問題をともに考える人たちがいること．
③ 一人の苦悩を皆に知ってもらうことで楽になるという体験があること．

④ 現場の問題を解決していく糸口をみつけられること．
⑤ 看護師の倫理的感性を養う場として有効であること．
⑥ 現場の倫理的問題の解決を図ることで看護の質，ひいては医療の質の向上に寄与すること．

などである．

　提出される事例は，臨床現場の実態を反映し混沌としてさまざまなことが幾重にも重なり合っている例が多いと思われる．たとえばKJ法[4]などを活用して，実態を選り分けて整理し考える筋道をつけていくことから始めることも有効であろう．法律，倫理の学識者，その他必要と思われる専門家を活用し，看護とは別の視点で物事をとらえる方法に触れることもたいせつであると思われる．

　筆者は，法律，倫理の学識者に参加を求めて実践を進めているが，検討内容の質が高められたことを実感する一方，看護の立場から発言をしていく意義も改めて強く認識できるようになった．

　次に学習会や研究会についての実際を紹介する．

　北里大学病院では"医の哲学と倫理を考える部会"で，1978年から84年にかけて，病院職員に対しての学習機会として，講演会が行われた．テーマの内容は❷に示すとおりである．講演会の詳細は参考文献[5]を参照されたい．

　約7年間をかけて行われた講演会に職員は自由に参加し，医の哲学と倫理を考えるために医学，看護，法律，心理，文学，宗教，芸術などの分野にわたって，多くの学びと示唆を得た．これらの基礎的な学習，慎重かつ質の高い議論が重ねられ，長い準備期間があって，北里大学医学部・病院倫理委員会は1992（平成4）年1月に発足した．当時設置されていた全国80の医学部の最後であった．設立の理念や立ち上げの経過などについて全学部・病院で公開討論会などが繰り返された．医療はヒトを対象としたものである以上，医療そのものに倫理性が内在するのであって，医療の外に特別のこととしてあるものではないことはいうまでもない．倫理委員会規定の前文には"それは何よりも生命への畏敬を本旨とし，個人の尊厳を支柱とするものでなければならない"ことを謳っている．それを踏まえたうえで"何よりもそれは医療従事者自身により医療そのもののあり方として追求されなければならない．すなわち，治療の現場においても基礎的研究においても厳正に自己規律し，徹底した相互批判が必要である"こと，同時に"医療は病者の悩みにこたえるべく社会から信託された責務である""生命や家族や人間などの価値観が多様化する現実を踏まえ，医療従事者はその専門性に閉じこもることなく，人々の考え方や社会の通念に常に立ち返る必要がある"と述べている．この基本理念を満たすために倫理委員の

❷

北里大学病院 医の哲学と倫理を考える部会での講演テーマ

（1978〜84年にかけて，医の哲学と倫理を考えるために医学，法律，心理，文学，宗教，芸術などの分野にわたって，職員に対して行われたもの）

- 医学概論とは
- 疫学の倫理―人体実験の倫理的危険性にふれつつ
- 心でみる
- 死にゆく患者のケア
- 死生観―ヨーロッパと日本の違い
- 医の倫理について
- 生命科学と環境科学を支えるもの
- 近代医学の性格
- ヒポクラテス医学の伝統
- 医療における当事者の倫理・傍観者の倫理
- 体験的医師論
- キリスト教の人間観―全的存在としての人間におけるいのちとからだ
- 人間の生命と系図―医学生・医師・看護学生・看護婦のために
- 人間性（じんかんせい）の回復
- 生命科学と行動生物学
- 医師と患者
- 「自我」と「無我」のあいだ
- 電話相談にみる"患者のこころ"―臨床仏教学の提言
- 病気とは何か
- 聖書における医の位置
- 医療を考える
- 医と法の接点―医の倫理との関連において
- 素因病の概念
- ライフサイエンスと社会との関わり
- 医療の5つの顔―特に援助的接近の理論
- 国際情勢と日本の医療
- 福祉の心
- 医者の欲求，患者の要求
- 医学と経済学の接点
- 日本人の生命観―主として日本語を通してみた
- 医科大学になぜ医療人間学が必要か
- リプロダクションとバイオエシックス
- 臨床上の意思決定
- バイオテクノロジーの進歩と医の倫理
- 平和な死への援助
- 古代医術と医心方の精神
- 新しいいのちと取り組んで
- ナイチンゲールの病院観
- 生と死における女性の役割とその意味について

テーマに示すように，さまざまな各界の見識者により，これらのテーマについて約7年間にわたり公開講演会が行われ，病院職員は，人間の生き方や死の問題，また技術に関する問題，遺伝子操作などについて幅広く学習の機会を得て学んだ．

●北里大学病院 医の哲学と倫理を考える部会 編 1984〜90[5]

メンバーはメディカル，コメディカル，ノンメディカルの三者構成になっている．看護部門からもメンバーが参加している．

看護倫理に関するものは，看護部門内で，学習を積み重ねてきた．それらは，北里大学医学部・病院倫理委員会に意見を求められたり，看護部から看護部長がA倫理委員会，看護科長がC倫理委員会のメンバーとして参加するなかから必要に応じて，その都度，提示されるテーマにより学び合ったり，事例を検討し合うなかから学ぶ必要性が生まれてきたものなどである．次に学習した項目をあげる．

① 北里大学医学部・病院倫理委員会規程について（A倫理委員会，B倫理委員会，C倫理委員会とは何か）．
② 倫理的ジレンマとは．
③ ヒトゲノム・遺伝子解析研究に関する倫理指針とは．
④ ヒトES細胞の樹立および使用に関する指針とは．

⑤ 手術・検査などで採取された組織の寄贈および診断, 教育・研究のための使用についての説明および同意書について.
⑥ 看護倫理の原則について.
⑦ 看護師の倫理的意思決定の基盤となる看護実践上の倫理的概念.
⑧ 情報提供とは.
⑨ 真実を告げるとは.
⑩ 患者の暴力とそれへの対応.
⑪ 家族の自己決定を支えるとは.
⑫ 医師との情報交換について.
⑬ 看護研究における倫理とは.
⑭ インフォームドコンセント.

などである.

実践システムの設計―第2段階

第2段階で重要なことは, 看護部倫理委員会の設置である. 委員会の目的・目標・活動内容は, おのおのの施設により特色のある運営が進められると思うが, その主旨は看護部における正式な委員会として組織化し, 看護部としてサポートし, 推進してその責任を負うことにある. 看護倫理委員会の目的は, 患者・家族の人権を擁護し, 人間としての尊厳を尊重できる看護実践システム構築を図ることであり, 目標は,

① 個々の看護職者が日常業務の倫理的ジレンマを顕在化し, その問題について思考し, 表現し, 検討し, 考えることができるように働く.
② 看護職者個人の倫理的感性を養い, その価値判断形成の発達, 自立性の確立を助けるように働く.
③ 看護職者が倫理的問題を感じたときに, そのことを取り上げ, 問題解

COLUMN

看護倫理委員会

目的
患者・家族の人権を擁護し, 人間としての尊厳を尊重できる看護実践システムの構築をはかる.

目標
1) 個々の看護職者が日常業務の中にある倫理的ジレンマを顕在化し, その問題について思考し, 表現し, 検討し合うことが出来る
2) 看護職者個人の倫理的感性を養い, その価値判断形成の発達, 自律性の確立を助けることをめざす
3) 看護職者が倫理的問題を感じたときに, そのことを取り上げ, 問題解決的方向へ導くような看護実践システムを作る

委員の構成メンバー
看護師, 保健師, 助産師, 法律, 倫理, 心理などの学識経験者
委員会は公開制　参加したい人は自由に参加できる

委員会の開催
2か月に一回程度

決的方向へ導くような看護倫理システムをつくることである．

委員の構成メンバーは看護師，保健師，助産師に加え，法律，倫理，心理などの学識経験者である．特に欠いてはならない領域は，法律，倫理の分野の識者である．委員会は公開性で参加したい人は自由に参加できる．2〜3か月に一回程度の定期的な委員会を行う．

委員会活動に参加したメンバーは，現場にはこれまでに気づかずに見過ごしてきた倫理的な問題について，事実の確認，倫理的問題の同定，問題の分析・判断を行い，優先させるものの決定や解決策の方向を探る．しかし実際にはジレンマの整理が行われるにとどまるものも多い．課題をもちながら時間をかけて検討していくものも多い．看護倫理委員会だけで解決できそうにない問題は病院レベルの倫理委員会（A委員会，B委員会，C委員会）と連携して活動を進めることも必要となる．どちらにせよ看護倫理委員会は看護倫理上の問題を話し合ったり，審議の申請をしたりするうえでも組織的な母体となるものである．

COLUMN　医学部・病院倫理委員会

構成メンバー
1. 医師または医学研究者
2. コメディカルスタッフ
3. 1と2以外の学識経験者

A委員会　18名
倫理委員会の中核であり，次に掲げる任務を行う
1. 医療倫理に関する基本的事項を調査・検討し，理念的なものを考究・討議する．
2. B・C委員会からすべての報告を受ける．
3. B・C委員会から判断を求められた件を審議する．
4. 2，3につきB・C委員会の決定に対し意見を述べ，修正を勧告できる．
5. その他医学部・病院ですでに実施中のマニュアルなどにつき中止・修正を勧告できる．
6. 医学部・病院の全職員に対し，また，必要に応じて学生・地域住民などに対し，医倫理に関する教育を企画指導する．
7. その他，倫理委員会の目的達成に必要な事項を審議する．

B委員会　8名＋若干名
医学部および病院におけるヒトを対象とする研究が，倫理的配慮のもとに行われることを確保するために必要な事項を蓄積し，研究者に対して指示・勧告を与えるとともに，必要に応じ基準・指針などを作成する．

C委員会　8名＋若干名
病院において行う医療行為が，倫理的配慮のもとに行われることを確保するために必要な事項を審議し，申請者に対し，指示勧告を与える．

3つの委員会は，対内的に平等であり，それぞれ独立に審議するが，AとB，Cとは不即不離であり，BとCの間も相互に議題を送付して，両者共通で審議するなど，3委員会は相互に連絡をよくし，相携えてその目的達成を図るものとする．

実践システムの設計―第3段階

　現任教育として，看護倫理を実践するためのスタッフ教育のプログラムを開発し，実践し，育成を行うのが第3段階である．

　スタッフの育成は計画的に行い，その人材が活用され，看護倫理問題解決に向けた活動の推進者となっていくように進めることが望まれる．

　現段階では，看護倫理委員会委員・看護管理者が力をつけ，必要に応じて学習会を行い，実践に生かしているところもある．今後は現任教育のプログラムにも倫理に関する学習を組み立てる必要から，クリニカルラダー・レベル共通研修を15年度から開講した．

COLUMN

平成16年度クリニカルラダー・レベル共通研修
『医療現場における看護倫理』実施要領――北里大学病院看護教育委員会・看護倫理委員会

- **目的**　チーム医療の中で患者の人権を擁護し，倫理的視点に基づいた看護が提供できる．
- **目標**
  - ①看護者の倫理綱領・生命倫理原則が理解できる．
  - ②事例を通して倫理的感性を高めることができる．
  - ③日常ケアの中で倫理的視点を意識し，看護に取り組むための糸口が整理できる．
- **対象**
  - ①看護倫理について関心のある人
  - ②医療の現場で倫理的ジレンマを感じている人
- **事前準備**
  - ①看護実践の中で身近な題材から事例検討のための事前レポートの提出
  - テーマ「看護実践の中で感じている戸惑い，葛藤や悩みについて」（事例提供用紙使用）
  - 必読文献「ケアの質を高める看護倫理」p37，50～51，63，65～66，73を参考に作成する．
  - 事例提出日：平成16年9月6日（月）看護部教育まで
- **必読文献**
  - ①岡崎寿美子・小島恭子編著『ケアの質を高める看護倫理』医歯薬出版
  - ②日本看護協会発行『看護者の倫理綱領』
- **研修内容**

時間	項目	内容	担当者
8：00	受け付け開始		会場係：〇〇
8：30～8：45	オリエンテーション	研修説明	司会：倫理委員会
8：45～10：00	講義「看護倫理の感受性を高める」	・看護倫理とは ・看護者の倫理綱領 ・倫理原則	講師：倫理委員会
10：00～10：15	休憩		
10：15～11：00	演習　事例分析の方法	倫理原則に従い事例分析の仕方を学ぶ．	説明：倫理委員会
11：00～12：00	事例検討①		
12：00～13：00	昼食		
13：00～13：45	事例検討②	研修生5名／1G編成で，事前に準備した事例について検討を行う．（45分／事例）	ファシリテーター：倫理委員会
13：45～14：30	事例検討③		
14：30～14：45	休憩		
14：45～15：30	事例検討④		
15：30～16：15	事例検討⑤		
16：15～16：30	休憩		
16：30～17：00	まとめ・アンケート	参加者相互が研修の学びを確認する．	司会：倫理委員会

倫理的意思決定のプロセス

倫理的意思決定のプロセスは，① 事実の確認，② 倫理的問題の同定，③ 問題の分析・判断（優先させるものの決定），④ 解決策の決定，である．

しかし現実には，倫理問題を話し合うプロセスは ❸ のように事例が看護管理上の問題なのか，倫理上の問題なのか，何のジレンマなのかなどの整理がまず必要な場合もある．

事例検討のために，看護倫理委員会が開催されるが，倫理原則，患者の権利に関する基本法，看護者の倫理綱領などを枠組みとして，できる限り多くの意見を出し合う．そのためには倫理に関する必要最低限の知識はもたなければならない．

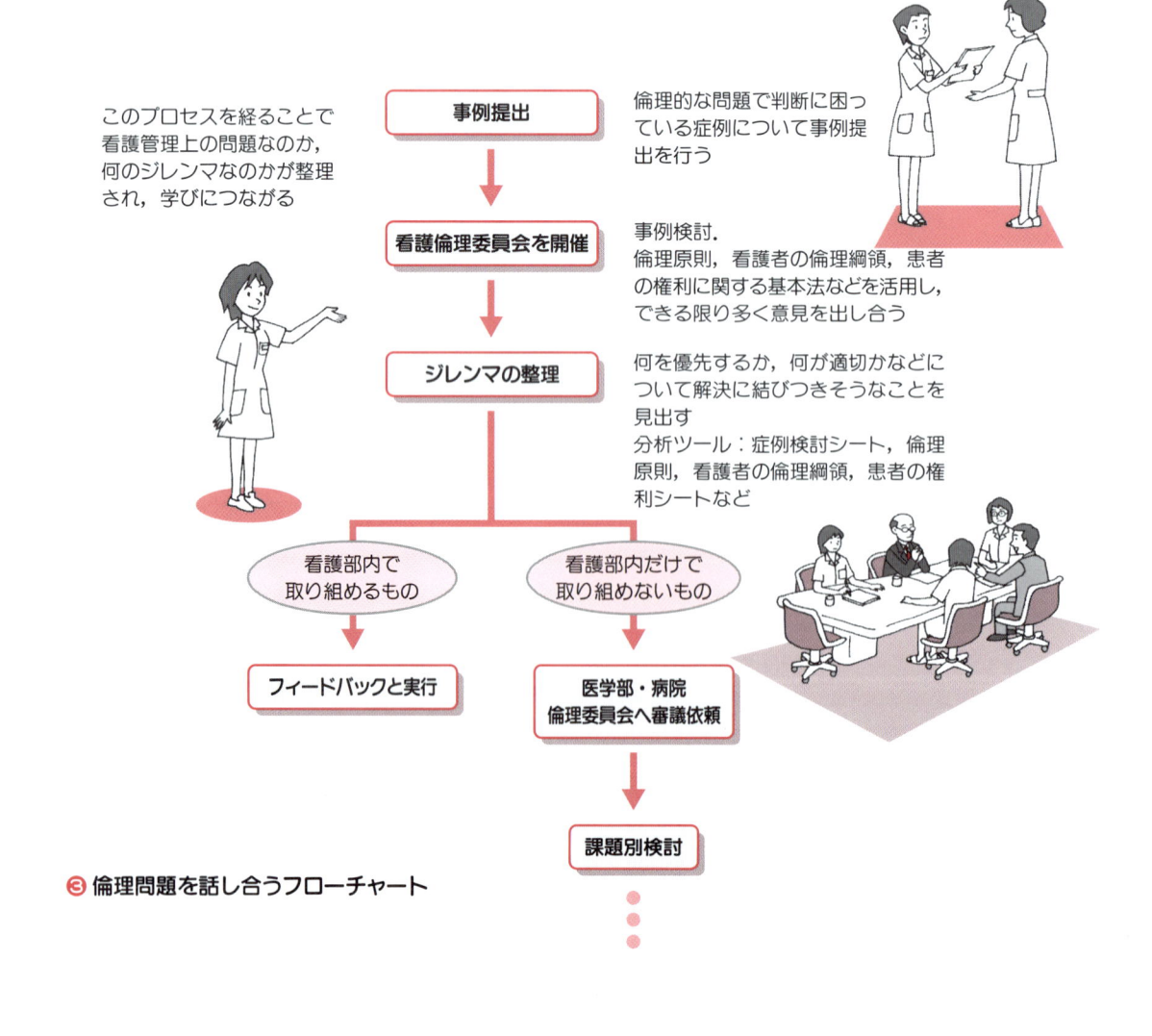

事例提出
倫理的な問題で判断に困っている症例について事例提出を行う

↓

看護倫理委員会を開催
事例検討．
倫理原則，看護者の倫理綱領，患者の権利に関する基本法などを活用し，できる限り多く意見を出し合う

↓

ジレンマの整理
何を優先するか，何が適切かなどについて解決に結びつきそうなことを見出す
分析ツール：症例検討シート，倫理原則，看護者の倫理綱領，患者の権利シートなど

このプロセスを経ることで看護管理上の問題なのか，何のジレンマなのかが整理され，学びにつながる

- 看護部内で取り組めるもの → **フィードバックと実行**
- 看護部内だけで取り組めないもの → **医学部・病院倫理委員会へ審議依頼** → **課題別検討**

❸ 倫理問題を話し合うフローチャート

事例提供の実際

　事例提供をする場合，一目でテーマ，キーワード，患者，疾患名，現在の治療方針，現在の看護方針，経過，話したいことなどがわかるような"事例提供用紙❹"を活用すると効果・効率的で本質的な検討が進めやすい．
　この分析方法は，砂屋敷忠[8)]らの紹介している
　①　何がジレンマなのだろう．
　②　どのような信念・価値観・倫理原則に基づいているのだろう．
　③　それぞれの考えに基づいて行動したときに生じる問題は何だろう．
というプロセスを参考にして活用している（Chapter 5 参照）．しかし，この項目での分析方法の検討が適切なのかどうかも含めて，今後も検討が必要であると思われる．
　ここでは，前述の"看護師が直面するジレンマの例"にも多くあげられていて明らかなように，看護師-医師間の関係で頻発する倫理的問題の事例を参考にして，倫理的意思決定のプロセスについて述べる．

❹ 事例提供用紙

病棟名	
事例提供者	
検討希望日	月　　　日（希望日なし）

テーマ	医療チーム内で退院に関する方針が分かれた一事例
キーワード	医師の方針，看護の方針，患者・家族の意思尊重
患者	Zさん（性別○，○歳）
疾患名	胃がん
現在の治療方針	現状での退院は，危険である．入院継続とする．
現在の看護方針	患者・家族は在宅死を望んでいる．在宅死を迎えられる援助にしたい．
経過	（簡潔にお書き下さい） ●既往歴は .... ●家族の介護疲れで .... ●治療の結果 .... ●担当医 .... ●看護チームでは ....
話し合いたいこと	1．患者・家族は在宅死を望んでいる 2．看護師は在宅死を迎えられるように支援したい 3．医師は入院治療を継続させる

CASE 1

Zさん

Zさんとその家族は一切の治療を希望せず,住み慣れた家に帰り,自宅での自然死を望んでいたため,在宅医療の実現に向けて看護目標を設定した.

しかし,主治医の方針によって治療は継続され,在宅療養は実現できなかった.

倫理的意思決定のプロセスの実際

事実確認と倫理的問題の同定

① Zさんは退院を強く希望しており,自宅での死を望んでいた.家族も家でみとりたいと望んでいたが,主治医の方針で治療が継続された.
② 看護師が積極的に在宅療養に向けた援助をしたが,主治医に理解してもらえなかった.
③ 主治医は"現状の退院では危険である"との考え方から,入院継続という治療方針を変えなかった.
④ 看護師はZさんと家族の意思を代弁する立場であるのに,ここではその役割が果たせなかった.
⑤ Zさん家族と"どのような死を迎えたいか"を十分話し合った結果,担当医・コメディカルも含めて,全員一致で目標を立てたにもかかわらず達成できなかったことが悔やまれる.

このように臨床現場から出される事例は,現場の実態を反映してさまざまなことが幾重にも重なり合っている.これを選り分け整理し,考える道筋をつけることが第1段階として必要である.

この事例のジレンマの核心は"患者・家族は在宅死を望む""看護師は在宅死を迎えられるように援助したい""主治医は入院治療を継続させる"という,それぞれの立場や考え方の違いの板挟みになり,進退極まっているというところにある.

倫理問題の分析・判断と倫理の原則

倫理問題を分析し,優先させるべき問題を判断して倫理的意思決定を下す際には,判断形成の中心となる社会的価値基準,すなわち"倫理の原則"を活用することが不可欠となる.

しかしながら倫理の原則は同じであっても,人それぞれの価値観は,文化社会の違いによってさまざまである.

前述のように,看護倫理については国際的に通用する定義は今後の検討課題となっているが,フライらは看護実践にとって重要な倫理の原則について,① 自律,② 善行,③ 正義,④ 誠実,⑤ 忠誠をあげている[6].

❺ 倫理の原則（倫理的問題分析の視点）

倫理原則は，専門職の実践の道徳的判断形成の中心となるものであり，哲学的基盤に基づいた普遍的原則である．倫理的原則の中核を貫いているのは他者（個人）の尊重であり，看護者の倫理綱領にも反映されている．

自律の原則 　**個人の自らの選択に基づいて，自分自身の行動を決定する自由をもつべき**であるとしている．
的確な情報を得たうえで，個人が自分の治療法を選択・自己決定するインフォームドコンセントはこの原則に由来する．

善行の原則 　**善を行い害を避けるということ**を意味する．
しかし，医療においてその行為が，どれだけ害（身体的心理的外傷）を回避し，善をなしえたか（安寧をもたらしたか）判断することは難しく，利益と害，双方のバランスを分析することが必要となる．

正義の原則 　**社会における利益と負担の配分をいかに公平・平等に行うかということ**である．
すなわち，看護職は，患者へ適切で公平なヘルスケア資源（たとえば，看護師の時間やエネルギーなど）の分配を行う必要がある．これに対応するには，功利主義，自由主義，平等主義の立場において，あるいは個人のもつニーズという観点から，公平な分配について考えることが必要である．

誠実の原則 　**真実を語るということであり，自律の原則とも関連**している．
個人の意思決定は，提供される情報に依存しているため，真実の情報が提供されなければならない．

忠誠の原則 　自律の原則や誠実の原則と同様，**人を尊重**することの一つの側面を表している．**信頼関係に内在するものであり**，たとえば，約束を守る，秘密を守るということである．

●フライ S 1998[6]

そこでここではフライらの倫理の原則を参考に取り上げておく．フライらは倫理の原則の内容を❺のように解説している．

日本看護協会は"看護者の倫理綱領"（Chapter 2, p17 参照）を示している．また"患者の諸権利を定める法律要綱案"（患者の権利法をつくる会作成，1991 年発表，93 年一部改訂）による患者の権利に関する基本法では，医療における基本権について，❻のように示している．

なお，CASE 1 をこれらの倫理原則に沿って分析すると，自律の法則，善行の法則などに相反していたと考えられ，看護者の倫理綱領からみると人間としての尊厳，権利のケアが他者によって阻害されているときには，対象を保護するように行動するなどの項に相反していたと考えられる．さらに患者の権利に関する基本権からみると，医療に対する参加権，最善の医療を受ける権利，医療における自己決定権が守られなかったことになるといえよう．

倫理問題を含む事例の検討方法

倫理問題の分析や倫理的意思決定には"倫理の原則"の活用や，患者の権利に関する基本法などをもとに"患者の権利"をシートにして活用し，

❻ 患者の権利に関する基本法

Ⅰ　医療における基本権

a) (医療に対する参加権) すべて人は，医療政策の立案から医療提供の現場に至るまであらゆるレベルにおいて，医療に対し参加する権利を有する．

b) (知る権利と学習権) すべて人は，自らの生命，身体，健康などにかかわる状況を正しく理解し，最善の選択をなしうるために，必要なすべての医療情報を知り，学習する権利を有する．

c) (最善の医療を受ける権利) すべて人は，経済的負担能力にかかわりなく，その必要に応じて，最善の医療を受けることができる．

d) (平等な医療を受ける権利) すべて人は，政治的，社会的，経済的地位や人種，国籍，宗教，信条，年齢，性別，疾病の種類などにかかわりなく，等しく最善の医療を受けることができる．

e) (医療における自己決定権) すべて人は，十分な情報提供とわかりやすい説明を受け，自らの納得と自由な意思にもとづき自分の受ける医療行為に同意し，選択し，或いは拒否する権利を有する．

"患者の諸権利を定める法律要綱案" 患者の権利法をつくる会作成

（1991年発表，93年一部改訂）

倫理的問題分析の基準として活用すると効果的・効率的で本質的な分析を進めやすい．

その他，倫理的問題を含む事例の検討方法には，症例検討シート (❼)，倫理問題を明確化するカテゴリーなどが紹介されている．症例検討シートは倫理的な問題で判断に困っている症例について，できるだけ情報収集し，❼の4項目のすべてについて，考えられる問題点を列挙する．そして全体がみえてきたところで，その症例に対して何を優先して行うべきかを考え，最も適切と思われる判断を実践するためのものである．"医学的適応""患者の意向""QOL""周囲の状況"の4つの側面に分けて考える．

倫理問題を明確化するためのカテゴリーは，トンプソンら (Thompson JE, Thompson HO)[9]による倫理的問題を明確化するためのカテゴリーとして示されているものである (❽)．

❽-A～Eに示した分類は他のカテゴリーと重なるものもあるが，複雑に絡み合った事例の要素を一つひとつ丁寧に区別しており，問題の整理に有効である．

こうしたツールは初めて使用する場合には少々難しいかも知れないが，たとえ100％使いこなせなくても，使ってみる価値はあると思われる．

ツールは，典型的な思考モデルによって貫かれているから，それに沿って検討してみることで，倫理上の問題を系統的に考える訓練になると期待されるからである．また，ツールにもさまざまなものがあるが，自分に合ったものを選択し，使用してみるとよい．

❼ 症例検討シート

倫理的な問題で判断に困っている症例についてできるだけ情報収集し，以下の4項目のすべてについて，考えられる問題点を列挙する．そして全体がみえてきたところで，その症例に対して何を優先して行うべきか考え，最も適切と思われる判断を実践する．

医学的適応
1. 診断と予後
2. 治療目標の確認
3. 医学の効用とリスク
4. 無益性(futility)

患者の意向
1. 患者の判断能力と対応能力
2. インフォームドコンセント（コミュニケーションと信頼）
3. 治療の拒否
4. 事前の意思表示(living-will)
5. 代理決定（代行判断と最善利益）

QOL
1. QOLの定義と評価（身体・心理・社会的側面から）
2. 誰がどのような基準で決めるか
   - 偏見の危険
   - 何が患者にとって最善か
3. QOLに影響を及ぼす因子
4. 生命維持についての意思決定

周囲の状況
1. 家族など他者の利益
2. 守秘義務
3. コスト・経済的側面
4. 希少資源の配分
5. 法律
6. 公共の利益
7. 施設の方針/診療形態/研究教育
8. その他のあらゆる問題

● Jonson AR, et al（赤林　朗ほか 監訳）：臨床倫理学－臨床医学における倫理的決定のための実践的なアプローチ．新興医学出版社，1997，p215．

要は，実際の検討に即した倫理問題を検討できるツールであればよいと思われるので使いやすいものを開発することも今後の課題となるであろう．

事例検討の手順と留意点

次に効果・効率的で本質的に検討できる事例検討の手順と留意点を述べておく．

① 事例提供用紙により，テーマ，キーワード，患者，疾患名，現在の治療方針，現在の看護方針，経過，話し合いたいことなどを整理する．

② 何がジレンマなのかを明らかにする．

③ それぞれの考えがどのような信念，価値観，倫理原則に基づいているかを考える（倫理的問題分析の視点として倫理の原則シート，患者の権利シート，症例検討シート，倫理問題を明確化するカテゴリーなどを活用する）❾．

④ それぞれの考えに基づいて行動したときに生じる結果について考える留意点．

❽ トンプソンらの倫理的問題を明確化するカテゴリー

A．倫理原則に関する問題

1. 患者および専門職者の自己決定権の問題（自律の原則）
2. 善と害（善行の原則・無害の原則）
3. 正義と公正さ
4. 真実の告知（誠実）
5. インフォームドコンセント
6. QOL

B．倫理的権利に関する問題（倫理的に認められる個人の権利に関する問題）

1. プライバシーの権利
2. 自分自身・自分の身体に起こる事柄を決める権利（自己決定）
3. 医療を受ける権利
4. 情報を提供される権利（インフォームドコンセント，医療記録にアクセスする権利）
5. ケア提供者を選ぶ権利
6. 生きる権利・死ぬ権利
7. 子どもの権利

C．倫理的義務・責務に関する問題（医療者が果たすべき義務と責務に関する問題）

1. 個人の尊厳
2. 決断・行為について責任をとること
3. 専門職としての能力を維持すること
4. 専門的実践において情報提供したうえでの判断の訓練をすること
5. 専門職としての標準的な治療技術やケア技術を適用することや，進歩させること
6. 専門職としての知識基盤をつくるための活動に参加すること
7. 能力的に低いあるいは非倫理的，非合法的な実践からクライエントを守ること
8. 公衆のヘルスケアニーズに応える努力をすること
9. 政策の作成に参加すること
10. 違法な医療行為をしないこと*
11. 適切な技術や知識のもとに医療行為を行うこと*

D．倫理的忠誠に関する問題

1. 専門職同士の関係
2. 医療者と患者の関係
3. 医療者と患者の家族との関係
4. 被雇用者としての責務
5. 決定権は誰か

E．ライフサイクルに関する問題（生命と生殖に関する問題）

1. 避妊と不妊
2. 遺伝子操作と胚芽移植
3. 人工妊娠中絶（生命の始まりはいつか）
4. 新生児の安楽死
5. 未成年者の性的関係
6. 不足している医療資源の割り当て
7. ライフスタイル
8. 安楽死

＊：C-10とC-11は，原著の92年版以降では削除されているが，この表では使用した．

●福留はるみ 1999[10]

❾ 看護倫理事例の検討記録

テーマ：　　　　　　　　　　　　提出セクション：　　　　　　　検討日：

1. 事例を読み感じたのはどのようなことでしたか．その状況下の登場人物の気持ちを推し量ってみましょう．

患者	
家族	
看護師	
医師 他	

2. 看護師の「その時のジレンマ」は何だったのでしょうか．

3. 倫理原則に従い，どのようなことが起きていたか考えてみましょう．

倫理原則	意味	事例に該当する意味
無害の原則	害を避ける義務，害をもたらすリスクを減らすこと	
善行の原則	他者にとっての利益を増やすことへの援助，安寧の促進	
真実の原則	真実を伝え，他者に嘘をつかず，欺かない義務	
自律の原則	自己の選択と行為を決定する個人の自由（個々の選択を尊重する義務）	
忠誠の原則	自分達のコミットメントに忠実であり続ける義務	
正義の原則	負担と利益がどのように分配されるべきかへの関心	

4. それぞれの考えに基づいて行動した場合，生じる結果はどうなることでしょう．

5. 倫理原則からの振り返りを基に，看護師の立場から何を優先し，どのような行動がとれたでしょうか．

優先したこと	看護師の行為

北里大学病院看護倫理委員会　2004年9月作成

- 可能な限り広くさまざまな見方をする．さまざまな意見があって当然である．
- 自分の意見を他のメンバーに理解してもらえるように努力し，自分と違う意見に積極的に耳を傾ける．

倫理問題の解決策の決定と実施

　現場でいかに取り組んでいくか倫理問題の結論や決断は，臨床現場では，たとえそれが倫理的に完全ではなくても，限られた時間で，十分な情報が得られなくともすばやく解決策を見出し進めなければならないときがあるし，しばらくの間，判断を延期したほうがよい場合もある．

　実際には，すべての事例で倫理的意思決定のプロセスが型どおりに踏まえられているというのではなく，患者も医療関係者も妥当なところで判断し，解決策が実施されていくこともある．

　ここでは，解決策の決定とその実施がどのように行われているかを参考例に基づいて述べる．

看護倫理委員会による検討

　看護倫理委員会は，臨床における倫理的課題を顕在化させ，それについて討議する場となる．委員会活動の効果として，参加したメンバーは，これまでに気づかずに見過ごしてきた倫理的な問題がかなりあったとの発見や，倫理に関する用語や考え方に触れることで倫理感性も高められると感じている．

　このなかで問題が顕在化され，システムの問題，インフォームドコンセント，チームワーク，医療における看護の役割，看護師が主体的に行動しなければならないことなどが明らかになってくる．また，看護師個人の努力が求められる倫理問題と，組織として取り組むべき倫理問題などが明確になってくる❿．

COLUMN

事例検討の進め方

事例提供者は，提供した事例の討議をするとき，心情的に苦しい立場にたつ．たとえば，ほかのメンバーが正論で攻めてくると，事例提供者は，理解していながら現状打破ができずに苦しんでいるので，ますます追いこまれてしまう．

進行はさまざまな意見を許容しながらオープンに進めていくことが求められるように思う．建設的批判を受け入れる考え方や，相手を非難するということではなく，前向きに話し合えることがたいせつなのではないかと感じている．グループのなかにはよい雰囲気づくりを醸し出すメンバーもいるので，それらをたいせつに進行していくとよいのではないかと思われる．

❿ 看護倫理委員会事例検討会開催までの進め方

1 事例検討の目的
　1) 倫理的問題に悩んでいる現場の看護者が，その問題について検討する場をもち，今後のケアに生かすことができる．
　2) 事例検討会を通して看護者の倫理的感性を高め，問題に取り組んでいく力を育成する．

2 事例検討会開催までの流れ

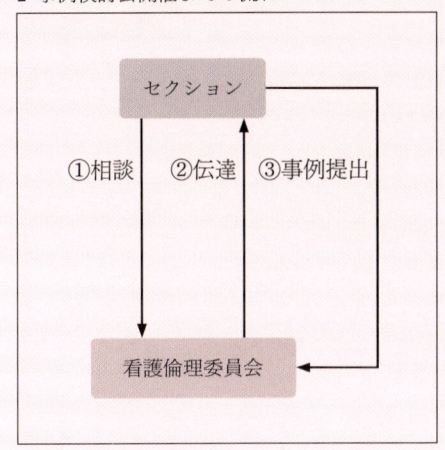

```
  ┌─────────────┐
  │  セクション  │
  └─────────────┘
    ↑↓    ↑    ↑
   ①相談 ②伝達 ③事例提出
    ↓    ↓    │
  ┌─────────────┐
  │ 看護倫理委員会 │
  └─────────────┘
```

① セクションのなかで事例検討のニーズがある場合は，まず，自己の系の看護倫理委員に相談をし，テーマと開催したいおおまかな時期，開催方法※の希望を伝える．
② 看護倫理委員会で日時や開催方法を決定し，セクションに伝える（部署での話し合いのときは，部署の希望日時を優先する）．
③ 事例提出者は，開催日の2週間前までに「事例提供用紙」（看護部共通ホルダにある）に事例をまとめて，系の看護倫理委員に提出する．

3 開催方法別の特徴
〈開催方法〉には「中央での話し合い」と「部署での話し合い」の2つがある．

	中央	部署
名称	看護部倫理事例検討会	部署別倫理事例検討会（部署の検討会に看護倫理委員を活用していただくという考え方）
どのような事例に向いているか	・さまざまなセクションの人が参加するので，広く意見をもらいたいときや多くの人々で学びを共有したいときなどに適している．	・セクションの人々という限られたなかで検討する内容に適している．
参加者	事例提供者 事例提供部署の看護者 看護倫理委員 他部署の看護者 他部門や他職種の方の出席は，事例に従い検討する．出席の依頼は，両者で役割分担する．	事例提供者 事例提供部署の看護者 看護倫理委員の代表者 他職種の方の出席は，事例に従い検討する．出席の依頼は，両者で役割分担する．
開催日時	7月，10月，1月の第4金曜日 17：30～19：00	適宜
開催場所	臨床講義室No.1（変更あり）	現場のニーズに合わせる
検討方法	看護倫理委員会で作成した「事例検討分析シート」を使用する．	看護倫理委員会で作成した「事例検討分析シート」を使用する．
他部署（看護者）への広報	公開	非公開

北里大学看護倫理委員会 2004年9月作成

COLUMN　クリニカルラダーの実際──北里大学病院の場合

基本となるラダーのフォーマット

	レベルⅠ	レベルⅡ	レベルⅢ	レベルⅣ
看護実践	指示・手順ガイドに頼る	意思決定できる	専門領域ロールモデル	教育役割
管理	メンバーの役割	看護チームリーダー役割	医療チームリーダー役割	管理行為
教育	院内研修を実践に生かす	院内外研修を実践に生かす	後輩・学生の指導	単位の教育指揮
研究	研究活動に参加	研究的に取り組む	研究から看護を深める	研究開発変革推進

レベルⅠ研修

1か月フォローアップ研修
ねらい
1. 報告・連絡・相談の必要性，たいせつさを学ぶ．
2. "麻薬・向精神薬"の知識と管理の重要性を学ぶ．
3. 輸液管理，ME機器の取り扱いとトラブル対処を学ぶ．
4. 感染の基礎知識・手洗い実習・針刺し事故
5. 心肺脳蘇生法のABCを取得する．

3か月フォローアップ研修
ねらい
1. 3か月目の私をふりかえる．
2. 看護と経済性を認識する．

6か月フォローアップ研修
ねらい
1. 職場適応（自由度・理解度・満足度・成長実感度）．
2. 技術チェック（本人評価・プリセプター評価）．

レベルⅡ研修

"看護過程とPOS"研修
ねらい
1. 看護過程を使い，問題解決ができる．
2. POSを理解し記録できる．
3. 後輩の人的資源として活躍できる．

"人間関係基礎訓練"研修
ねらい
1. 自己概念を明確にして，周囲との人間関係を築き，リーダーシップを発揮できる．
2. 心理学的面から学習する．

"看護実践と看護理論"研修
ねらい
1. 看護理論について学び，事例にあった理論を活用できる．
2. 複雑・困難な事例に解決策が導ける理論を活用する．

レベルⅢ研修

"プリセプター"研修　"プリセプターフォローアップ"研修
ねらい
1. 指導するということ・学習者のスタイルを理解する．
2. 時代環境をふまえた新人指導．
3. 専門職者・社会人としての成長への支援者．
4. フォローアップでは，プリセプティーに対する悩みなどを話し合う．

"中堅ナース"研修　"中堅ナースフォローアップ"研修
ねらい
1. 組織人としての立場・役割をふまえた後輩指導，職場の問題解決ができる．
2. フォローアップでは，行動目標に対する中間報告・成果をみる．

"実習指導者研修会"

レベルⅣ研修

"北里専門看護師"育成研修
目的　特定の看護分野において，熟練した看護技術と知識を用いて水準の高い看護実践のできる北里専門看護師を育成し，看護ケアの質の向上をはかる．
ねらい
1. 特定の看護専門領域において高度な知識・技術をもち，臨床実践家としての能力を発揮する．
2. 看護実践のなかで他の看護職者に指揮，相談業務を行う．
3. 看護の質の向上をはかるために変革の推進役となる．

医学部・病院倫理委員会への審議依頼と実施

どの施設でも病院倫理委員会に対して個人で審査の申請ができるようになっていると思われる．しかし，個人として申請するにはそれなりの勇気が必要とされる．そこでひとまずは看護倫理委員会で検討して，導き出された結果を看護の立場から倫理問題として提案し，審議依頼をするとスムーズであろう．

先に述べた CASE 1（p38 参照）の場合などは，
① 医療者と患者が一体になって疾患に立ち向かう相互理解のうえに立った医療の重要性．
② 人間が一生を終える際の死に方の選択とありよう．
③ 在宅医療に関する医師の権限．
④ 医師の指導体制の再確認．
⑤ 調整役としての看護師の役割．

といった検討項目があげられよう．

現場へのフィードバック

看護倫理委員会および医師・病院倫理委員会で審議された内容を，問題提起した部署に持ち帰り，チーム全体にフィードバックする．

このプロセスを通じて，経験した倫理問題とは何であったのかを明確にしたり，看護の役割を再認識したり，医師対医師，医師対看護師の意思疎通の欠如を改善するためのコミュニケーションの再考を図るなどして，どのような解決策をとるかなどについて検討する．

倫理問題への組織的取り組み

CASE 1 を例にとると，組織で取り組むべき課題では，チーム医療におけるコミュニケーションの再考，在宅医療における責任体制の再確認，地域医療の体制と連携強化，医師の方針と責任範囲や看護師の方針と責任範囲についての話し合いなどがある．そのほか，患者を擁護する看護師の役割の再考など，個人の努力だけでは達成できない問題は，組織として取り組むことが必要になる．

倫理問題の解決に向けて，期限を設定して進めていくことになる．たとえば病院組織としての倫理基準の制定や，倫理基準の実践マニュアルの整理などである．このような対応策により，一人ひとりの努力と組織の努力が続けられれば，学習効果が高まり，ジレンマに直面したときの問題解決と対応方法が洗練されていくと考える．

おわりに

倫理的な問題の解決にあたっては，述べてきたように幾重にも重なる一つ一つの課題に対して勇気と忍耐をもって取り組んでいく"専門職業人としての努力"を続けていかなければならない．

また，特に看護倫理に関するものには，欧米の倫理原則を日本に紹介したものが多くみられる．筆者も，それらを参考に倫理の実践に役立て取り組んできた．しかし，日本人の国民性やたいせつにしている価値観など，和を尊ぶ考え方や，日本人の生き方に秘められているものや自律した個人としての存在より，家族らの意見にそって，自分自身もそれでよいというような点で，欧米の国民性や価値観と違う，そぐわない部分も感じている．したがって，外国から輸入されたものと日本人独自のあり方などの周辺を，探求する必要を感じている．

引用・参考文献

1) 日本看護協会看護婦職能委員会 編：看護婦業務指針．日本看護協会出版会，1995，p23．
2) 小島恭子：臨床倫理について考える 7，北里大学病院における看護倫理委員会の活動①．看護学雑誌 62：7，1998．
3) 小島恭子：臨床倫理について考える 8，看護倫理委員会の活動の実際②．看護学雑誌 62(7)，1998．
4) 川喜田二郎：混沌をして語らしむ．日経ビジネス，5，2月10日号，1997．
5) 医の心－医の哲学と倫理を考える　一，二，三，四（1984），五（1985），六（1987），七（1990），丸善．
6) フライ S（片田範子ほか 訳）：看護実践の倫理－倫理的意思決定のためのガイド．日本看護協会出版会，1998，p23-28．
7) 小島恭子：看護管理その 2，看護業務と倫理．日本看護協会出版会，1999．
8) 砂屋敷忠，岡本珠代，吉川ひろみ 編：医療・保健専門職の倫理テキスト．医療科学社，2000．
9) Thompson JE, Thompson HO：Bioethical decision making for nurses．Appleton-Century Crofits, 1985, p121-128.
10) 福留はるみ：倫理的感受性と倫理的意思決定，倫理的問題を明確化するためのトンプソンの分類について．看護 51(2)：35，1999．
11) 西又玲子・他：倫理的感受性を育むために．看護部マネジメント 205：4-14，2005．
12) 日本看護協会：臨床倫理委員会の設置とその活用に関する指針．2006．
13) 青柳明子 監修：ケースで考えよう 看護倫理レッスン(1)．NURSE SENKA 28(11)，アンファミエ，2008．
14) 青柳明子 監修：ケースで考えよう 看護倫理レッスン(2)．NURSE SENKA 28(12)，アンファミエ，2008．
15) 青柳明子 監修：ケースで考えよう 看護倫理レッスン(3)．NURSE SENKA 29(1)，アンファミエ，2009．
16) 青柳明子 監修：ケースで考えよう 看護倫理レッスン(4)．NURSE SENKA 29(2)，アンファミエ，2009．
17) 青柳明子 監修：ケースで考えよう 看護倫理レッスン(5)．NURSE SENKA 29(3)，アンファミエ，2009．
18) 青柳明子 監修：ケースで考えよう 看護倫理レッスン(6)．NURSE SENKA 29(4)，アンファミエ，2009．
19) 青柳明子 監修：ケースで考えよう 看護倫理レッスン(7)．NURSE SENKA 29(5)，アンファミエ，2009．

CHAPTER 5 看護倫理問題解決モデル

学習目標
- 看護のなかで看護師が直面する倫理問題について説明し，例をあげることができる．
- 看護におけるインフォームドコンセントの必要性が理解できる．
  1. 患者の権利としてインフォームドコンセントがあることが説明できる．
- 看護に患者が参加する意義が理解できる．
  1. 患者・家族の意思決定を支援することができる．
  2. 患者・家族の今後の生活を支援することができる．
  3. 患者中心の看護を患者とともに考えることができる．
  4. 訴えの多い患者に対し，安心・安楽・信頼を与えることができる．
- 看護師のもつジレンマを解決する策を理解できる．
- 医療者間で起こるジレンマを説明でき，信頼関係・協力関係の必要性が理解できる．
- 看護のなかで問題を感じたとき，倫理的ジレンマ解決のための系統的アプローチを説明することができる．

がんケアの看護倫理

はじめに 日本の医療が本格的にがん医療に取り組み始めた1960年代半ば以降，がんの治癒率や延命率は著しく向上した．1971年，米国の精神科医エリザベス キュブラー-ロス（Elisabeth Kübler-Ross）博士の"死ぬ瞬間"の和訳が出版された．その著書では，がん患者の心理的反応が紹介され，医療者に大きな衝撃を与えた．われわれは，がん患者がコミュニケーションに飢えていることを知り，それ以来，がん患者との対話に努力してきた．同時に，医療者自身が自らの死への恐怖をぬぐいさる必要性を感じた．

その後，わが国において"がん患者のQUALITY OF LIFE，東京，1984"という国際ワークショップが開催され，がん患者のQOLへの関心が一気に高まった．86年には"WHO方式癌性疼痛治療法"が公開され，わが国で

もがん患者ケアの教育・研修が広まっていった．この頃から，がん病変にだけ焦点をあてていた医療が，がん患者の QOL にも焦点をあてるようになった．さらに，QOL の問題解決に向け，インフォームドコンセントの重要性が叫ばれ，その延長線上に診療情報開示の方向が示されるようになり，医療の質が大きく変わりつつある．そして，今，がん看護では医学的な見地からの生存率を重視するのではなく，がんと診断されたそのときから生ある限りがんとともにその人らしく十分生きるというサバイバーシップの概念が注目されている．

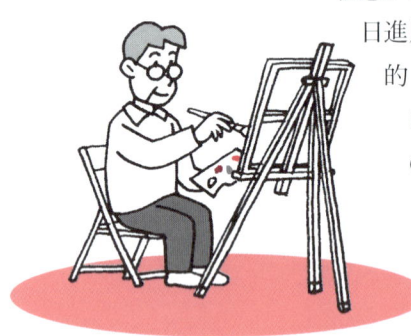

日進月歩のがん医療の渦中にあるがん患者は，身体的（physical）・精神的（psychological）・社会的（social）・霊的（spiritual）な痛みが相互に絡み合った全人的な痛み（total pain）をもって生活している．このようなさまざまな問題を抱えるがん患者とその家族へのケアは，その場で働く個々の看護師の努力により，日常的に行われている．おのずと看護師が日常業務のなかで倫理的な判断を迫られる機会が増え，その責任が求められるようになってきた．さらに，看護師が患者の意思決定のプロセスにかかわる必要性も高まっている．

よりよいがん看護を実践していくうえで，倫理的問題を正しくとらえ，どのようにジレンマを解決していくかが大きな課題である．

CASE 1

テーマ　患者：A さん，消化器がん．
意思決定能力のある患者であるのにもかかわらず，家族の希望で告知が行われなかったために，退院が遅れた．

キーワード　がん，家族，告知，意思決定能力，自己決定権，退院．

現在の治療方針　① 食事摂取量が増加したら退院，② 閉塞性黄疸に対する PTCD（percutaneous transhepatic cholangio-drainage；経皮経肝的胆管ドレナージ）の挿入．

現在の看護方針　苦痛を軽減し，体力の消耗を最小限にとどめて家庭復帰を目指す．

経過　A さんは 1 歳年上の夫と 3 人の娘がおり，現在は夫と二人暮らしである．また，長女一家が敷地内の別棟で暮らしており，A さん夫婦と常に交流がある．

A さんは，過去に胆石のため手術を受け，そのときには十二指腸潰瘍と診断され，内服治療を受けていた．今回，消化器症状が出現したため入院し，約 1 か月にわたって検査が行われ，消化器がんが診断された．根治術を目的に手術が行われたが，癒着がひどく，胃空腸吻合術だけが実施された．本人には，家族の希望もあり，はっきりとした病名は告げられず，A さんの言動からは潰瘍だと信じていたと思われる．

手術後1か月間は，通過障害が原因とみられる嘔吐を繰り返していた．その後の内視鏡検査では，吻合部の通過が良好になったことが確認されたが，食欲不振が続き，食事摂取量は増えなかった．一日のほとんどをベッド上で過ごし"食べると吐くのではないかと思うと食べることができない""食事が食べられないと家には帰れない"という言葉がたびたび聞かれた．時には"希望がない"という言葉も聞かれるようになった．また，腫瘍の圧迫によると思われる背部痛が持続していたが，背部痛は寝てばかりいることによる筋肉痛だと本人は思い込んでいたことと"手術をしたから，いつまでも薬に頼るわけにはいかない"という思いから，鎮痛薬はほとんど服用しなかった．

　看護師と家族は，少しの間でもよいからAさんを自宅で過ごさせたいと願ったが，Aさんは"入院する前より少しでもよい状態にならなければ退院はできない"と退院しようとはしなかった．それでも，家族はAさんに病気に関しては何も伝えないことを選択した．看護師の勧めにより，Aさんは週末の外泊だけは受け入れるようになった．しかし，外泊を繰り返すうちにAさんの黄疸は強くなり，その黄染した皮膚から，もうよくならないことを薄々感じているようでもあった．そして，多少の身辺整理を行ってきたことや，本当は家に帰りたいことを看護師に話すようになっていった．

　家族は，医師からPTCDの挿入をするか，早々に退院をするかの選択を迫られた．医師からの説明を聞いたAさんの家族は"PTCDの挿入＝がんの治療"と思いこんでいるように感じられた．そこで，PTCD挿入の目的やAさんの現状について，看護師から家族に対して再度説明を行った．Aさんを含めて家族は，PTCD挿入後に退院することを選択し，PTCDが挿入された．家族に対して退院指導を行い，PTCD挿入から16日後にAさんは退院し，その2日後に永眠された．

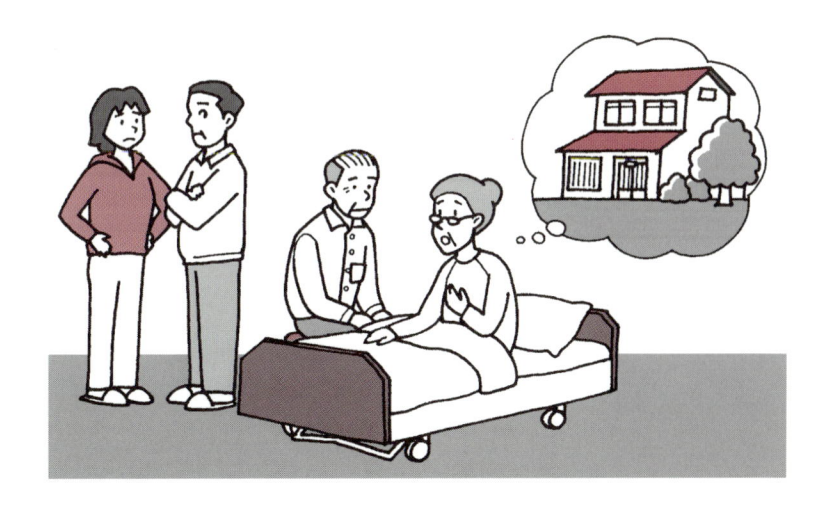

分析

何がジレンマか

　Aさんには意思決定能力があるにもかかわらず，適切かつ十分な情報が何ひとつ与えられず，医療に参加できない状況である．Aさんの自己決定権は，まったくといっていいほど尊重されていない．家族は，Aさんを最もよく理解している存在である可能性は高いが，必ずしも真の利益や意思を代弁しているとは限らない．このことから，Aさんと家族の意向に食い違いが生じ，Aさん自身の理解も得られていない．看護師は，AさんがAさんらしく十分に生きていない毎日にジレンマを感じ，病状を知らせることで，これからの生き方を再構築できると思っているのである．

　PTCDを挿入するか否かの選択においても，同様のことがいえる．どのようにAさんの意思を確認し，その重大な決断にAさんの思いを反映させることができるのかがジレンマとなっている．また，PTCDを挿入するという治療の"効用とリスク"の問題もある．現在の状況がまだ治療可能な状態なのか，すでに終末期なのかという判断は，家族には難しかった．看護師は，PTCDを挿入することでかえってAさんの状態を悪化させるのではないかというジレンマをも感じていた．

　適切な鎮痛薬の使用で，Aさんはある程度痛みはコントロールできる状態であった．鎮痛薬の指示もあり，看護師からも鎮痛薬の使用を勧めるが，Aさんは鎮痛薬の服用は極力控えていた．Aさんが筋肉痛だと思い込んでいたことと，手術をしたのだから薬に頼ってはいけないという強い思い込みによるものであった．

どのような信念・価値観・倫理的原則に基づいているか

　Aさんには意思決定能力があるにもかかわらず，十分な情報が何ひとつ与えられず，医療に参加できていない．看護師は，Aさんが自分らしく十分に生きるために，Aさんの希望を確認したいと願っている．このような看護師の願いには，Aさんの知る権利（知らされない権利）と自己決定権が深く関係している（自律の原則，忠誠の原則）．

　医師は，PTCDを挿入するか否かの選択を家族に託した．しかし，家族はその治療の効用とリスクについては，十分に理解していない状況にあった．また，その治療を行うことが，かえってAさんを苦しめる可能性があることについても理解していなかった．看護師は，Aさん個人の尊厳および知る権利・判断する権利と，家族の意思のどちらを優先するかで揺れていた．そして，せめて家族が正しく状況を理解したうえで，治療を選択してほしいと願ったのである（真実の原則，忠誠の原則）．

　看護師が痛みをもつAさんの苦痛をとり，安楽にしようとする行為は看護師としての基本的な責任である．また，Aさんに真実が告げられていなかったため，Aさん自身が正しく治療を選択する権利が脅かされていた（善

行の原則，無害の原則，正義の原則）．

それぞれの考えに基づいて行動したときに生じる結果は何か

患者に真実が告げられないことで生じる結果

① A さん：いつまでも疼痛が続き，希望もないままに入院生活が長期になる．PTCD を挿入することで病状がよくなるという期待だけが膨らみ，実際の生活では害のほうが大きくなり患者は不利益を被る．
② 家族：病気について A さんと語り合うことができず，逃げ腰な対応になってしまう．
③ 看護師：ケアをしているのにもかかわらず，挫折感・罪悪感をもつ．

患者に真実が告げられることで生じる結果

① A さん：生ある限り自分らしく十分に生きることを考え，残される家族とも十分に語り合うことが可能になる．また，自分の意思で治療の選択をすることができる．
② 家族：A さんと語り合って意思を確認することができる．そして，A さんが A さんらしく生きることを最後までサポートすることが可能になる．
③ 看護師：看護師の抱えるジレンマは解消され，A さんと家族が最期までその家族らしく生きることをサポートすることで仕事への達成感が得られる．

まとめ　日本の社会は"死から目を背けた死を忌む文化"が根づいており，宗教や死生観も欧米と異なるため，がん患者本人に病名を伝えることに積極的になれなかった．また，日本の医療は"お任せ医療""医師優位主義"が強いため，患者は意思決定ができないともいわれていた．サバイバーシップをケアの中心概念に据えると，病名の告知，病状の説明，治療方針や他の治療法の選択肢などの情報が患者に伝えられ，患者本人が意思決定することが当然行われる必要がある．しかし，本事例の家族のような考え方をもった人びとが，まだ多いのが現状であり，本事例のような問題が日常的に起こっているのである．

　本人よりも家族に伝えることが日常的な現実において，家族の意見を尊重しつつ，患者自身の意思が尊重されるためには，家族も患者とともに病む人として援助することが必要になる．また，がんの告知は医師から患者に一方的に行われるものではなく，患者自身に真実を伝え，情報とともにその思いを共有することであることを家族に伝え，患者に真実が伝えられるように働きかけることが重要である．真実を伝え，患者・家族と医療者の信頼関係を築き，患者の QOL を高めたいものである（❶）．

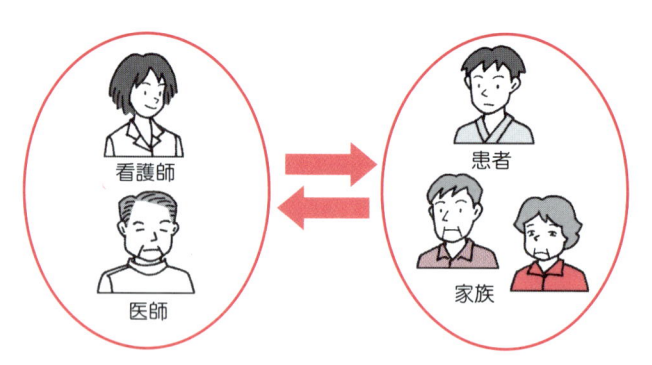

❶ **がん看護における truth telling**
家族の意見もたいせつにしながら，患者自身の意思を尊重する．患者自身に真実を伝え，医師・看護師は情報とともに患者の思いを共有する．患者も家族もそれぞれの立場でがんを体験しているととらえ，ひとつのまとまりとして援助する．

がん看護において直面する倫理的ジレンマ

がん看護を実践するなかで，看護師が直面する倫理的ジレンマには，がん告知の問題が大きく関係している．がん患者本人より先に，家族に真実が告げられ，本人を除いて家族が意思決定をするという矛盾した場面がまだまだ多いのが現状である．また，介護保険制度は，従来の行政中心の体制から医師・保健師・看護師・介護福祉士などの専門職中心の体制に移行した．この体制のなか，これまで以上に専門職間のチームワークが重要な鍵を握る．しかし，看護師と医師はともに患者を中心にした医療を目指しながらも，その立つ位置により対立することも多い．

ここでは，① 看護師-患者・家族，② 看護師-医師，③ 看護師-看護師のそれぞれの関係のなかで，看護師が直面する倫理的ジレンマについて説明する（❷）．

看護師-患者・家族の関係で起こるジレンマ

Aさんの事例に示すように，看護師-患者・家族の関係で起こるジレンマには，患者がその人らしく生きていない現実，家族の理解や協力が得られない，患者と家族の意向が違う，患者自身の理解や協力が得られない，看護師にとって患者が自分の肉親のような存在になるなどの状況が問題として浮上する．これらの問題状況は，医療における情報提供がまだ不十分なことと，患者の自己決定権が十分に尊重されていないことが根底にある．

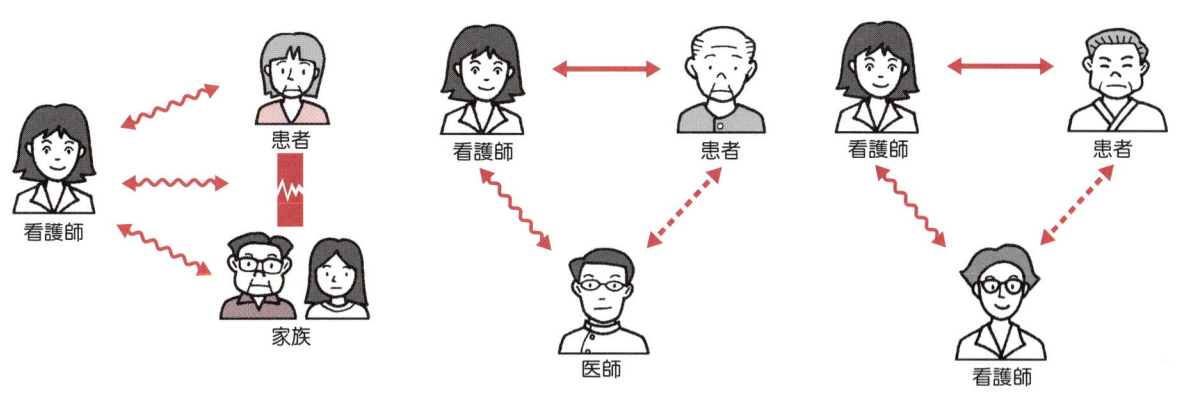

看護師-患者・家族の関係で起こるジレンマ　　看護師-医師の関係で起こるジレンマ　　看護師-看護師の関係で起こるジレンマ

❷ がん看護において直面する倫理的ジレンマ

看護師-医師の関係で起こるジレンマ

　Bさんは，家で転倒し，大腿骨骨折で入院してきた．Bさんはがんであることを知っていたからなのか，整形外科病棟への入院ではなかった．Bさん自身は，がんであることはもちろん，骨転移があることもわかっていたので，病状をはっきり知りたいと願ったが，医師からはBさんが期待するような説明はなかった．さらに，骨転移の痛みが強くなり，イライラは日に日に募っていった．最初のうちは医師もベッドサイドで看護師とともに体位交換などのケアを行っていたが，そのうち看護師にすべてを任せるようになっていった．

　看護師は，患者の最も近くで，患者ががんであるという事実を受容する過程に沿い，その苦悩や痛みを理解していた．やがて退院し，患者は自分らしく生き始めたところでの再入院であった．患者が，医師に病状と治療方針の説明を求める権利は，保証されなければならない．看護師は，患者に病状を知らせることで，患者がこれからの生き方を再構築できると思ったのである．しかし，医師からのインフォームドコンセントは行われず，看護師は医師の患者への対応に怒りを感じ，ジレンマを抱える．

　Cさんは，医師の治療方針がはっきりしないなかで，がん性疼痛と腹水に苦しんでいた．受け持ち看護師は，緩和ケアの専門医による疼痛コントロールが必要と判断し，医師に相談した．何度かのやりとりのうちに，専門医へのコンサルテーションが決まり，Cさんも心待ちにしていた．しかし，治療方針がはっきりしていない現状では，治療

対象ではないという専門医からの返事であった．さらに，専門医からは受け持ち看護師の調整能力が低いことも指摘された．専門医による治療に期待していたCさんには，受け持ち看護師から結論を伝えることになった．

患者の医療を受ける権利，個人の尊厳という権利がこのエピソードでは守られていない．患者には，苦痛の緩和を要求する権利もある．また，医師同士の縄張り意識のなかで，医師・看護師ともに医療人としての倫理観が問われている．看護師は，医師と医師の間に挟まって身動きがとれず，患者を擁護することができなかった．苦しんでいる患者を前に何もできない無力感と，患者の期待に応えられなかった申し訳なさが看護師を苦しめ，ジレンマとなる．逆に，表向きは連携をとっているにもかかわらず，責任のなすりつけ合いで連携が成り立たず，患者のことが優先されていない状況での憤りという場合もある．

看護師-医師の関係で起こるジレンマには，患者の疼痛に関することが多い．また，民間療法を利用していた人が，痛みにより入院したときの医師の態度に恥ずかしさと申し訳なさを感じ，看護師として患者の話を聞くことしかできず，ジレンマを感じたという声もある．看護師は，医師の患者・看護師への対応にジレンマを感じるのである．

看護師は，専門職としての倫理観，看護師の自律性と医師との関係，患者の人権を擁護する立場のなかでジレンマを抱えている．

保健・医療・福祉の5つの専門職（医師，看護師，言語聴覚士，地域のソーシャルワーカー，病院のソーシャルワーカー）の倫理的ジレンマを比較した調査がある．その調査では，看護師-医師の間の隔たりが最も大きいという結果が出ている[1]．看護師は医師より理想主義が強いのだろうか？ 患者中心という同じ姿勢をもった医療者ではあるが，キュアとケアという異なる立場で，お互いに合意できないこともある．その根底には，看護師-医師のコミュニケーション不足が潜んでいるに違いない．

看護師-看護師の関係で起こるジレンマ

Dさんは，どんなに苦しいときでも人に気を遣う人で，看護スタッフみんなに好感をもたれていた．看護師は，受け持ち看護師として何とかしなければという思いと，自分がDさんのことを最もわかっているはずだという気持ちのなかで揺れていた．ある日のケア中，Dさんの口から"死"という思いがけない言葉が聞かれた．看護師は，今こそDさん自身が自分の先のことをしっかり見極めるときだと感じ，対

> 話をもった．しかし，Dさんと他の看護師の会話から，その場面での受け持ち看護師とDさんの気持ちにずれがあったことがあとでわかった．Dさんは，そのときのつらかった気持ちを他の看護師に話し，数日後には永眠した．スタッフ全員にそのことが知れわたったとき，Dさんへの申し訳なさと同僚の冷たい視線とに良心の呵責を感じ，しばらく立ち直れなかった．

　生ある限り十分に生きてほしいという看護師の強い願いと，患者の希望にずれがあり，看護師-患者の信頼関係が崩れたかにみえる．それまでの患者は，自己決定できていたが，実は患者にとってはそれが重荷になっていたのかもしれない．看護師の強い願いと患者のもつ弱さの部分がずれとして表面化したのである．
　Dさんの受け持ち看護師は，同僚看護師の視線を冷たいと感じるとともに他の看護師と自分の看護観に違いを感じ，自分だけが取り残された感覚をもち，一人で悩み苦しんでいる．看護師-患者の関係と看護師-看護師の関係とが複雑に絡み合ったジレンマを体験しているのである．

> 　Eさんは，病名も病状も告知されていた．悔いのないようにと，夫婦の時間をたいせつに在宅で生活していた．しかし，突然の下半身麻痺で全介助となり，長い入院生活が始まった．Eさんなりのこだわりがあり，変化を嫌った．受け持ち看護師は，毎日のルーチンのケアをびっしり計画していた．細部にわたる計画に，Eさんのケアを担当することを不快だと露骨に顔に出す看護師すらいた．実は，受け持ち看護師自身も勤務のたびにEさんと顔を合わせなくてはいけない苦痛と，肉親のようにたいせつに思う気持ちの間で，ジレンマを感じていた．2年近くの月日が流れ，Eさんは望んでいたような死を迎えた．看護師と患者・家族の関係もよく，ケアにもまったくといっていいほど後悔はなかったが，放心状態の看護師が一人残された．

　患者が自分の家族であるかのような感情をもち，患者の死後の喪失感が強く，納得のいくケアができたにもかかわらず，次の患者に一歩を踏み出すことができない看護師がいる．踏み出せば，新たな関係が待っていることは十分わかっているにもかかわらず，その一歩が踏み出せないジレンマを抱えている．
　看護師は，組織の看護方針のなか，チームで動くことが多いため，同僚や上司との関係が非常に密になる．それぞれの看護師がその体験を分かちあえるパートナーのはずであるが，同僚だからこそ話すと気まずくなりそうで話せないというのが本音である．看護師-看護師の関係のなかでも強い

緊張と葛藤があり，看護観や患者への対応の違いにより，ジレンマが生じることが多い．

また，若い看護師に多くみられるジレンマには，煩雑な業務に追われて，患者とゆっくり向き合う時間がもてない，十分な看護ケアが行えないというものがある．力不足で思うようなケアができず，心のなかで患者に謝りながらも，業務をこなすことで頭のなかがいっぱいになり，心はそこにないという状況である．能力以上のことが求められたり，学校で習ったことと現実の違いに戸惑うなど，看護師の成長過程におけるジレンマもある．

プライマリナース（あるいは受け持ち看護師）との関係のなかで起こるジレンマもある．病気に対する思いや現状をどのように感じているかがはっきりしない患者へのケア中の会話で，今なら患者の思いを聞くことができる，あるいは，今話したいと思っていると感じることがある．しかし，自分がその患者のプライマリナースではなかったら…プライマリナースと患者の関係に遠慮して，一歩引いてしまったという経験はないだろうか．逆に，受け持ち看護師として，患者のケアに関することを家族にどのように伝えるかで悩みを抱えているとする．そのとき，先輩看護師が，ひとつのモデルを示してくれたとしよう．感謝する気持ちをもつ一方，受け持ち看護師としての患者・家族との関係を見守ってほしかったという新たなジレンマを抱えることもある．

このように看護師-看護師の関係，あるいは自分自身の成長過程のなかで，倫理的ジレンマを常に抱えているのが現状である．

🌸 がん看護における倫理的課題と解決に向けて

自己決定権が尊重されなければならないことは，周知のことである．しかし，意思決定のプロセスは，文化によって異なるといわれる．日本人は，個人的なことでも，当事者が単独に決定を下すより，その事柄に応じて適切な相手に相談して決断することが多い．学業に関することは教師や親に，仕事に関することは上司にというようにである．そう考えると，家族の一員ががんと診断されたとき，たとえ患者自身が意思決定できなくても，家族に相談してから決定するというプロセスには何ら問題はない．しかし，ここに患者本人が存在しない場合は，大きな問題がある．たとえ，患者本人に告知されていない状況にあっても，看護師は患者や家族とかかわり続けようとすることが重要であり，そのかかわりのなかから解決の糸口がみつかるはずである．決して，傍観者になってはいけないのである．

日本の文化が死を忌む風習が根強いことから，がん患者本人に真実を告げることに積極的になれなかった現実がある．この日本人気質は，患者や家族のこととして取り上げられ，がん患者本人に真実を告げないのは，家

族の意向であり，すなわちそれは患者本人のためであると言い逃れをしてきた．しかし，実際には医療者自身・看護師自身が強い日本人気質をもっていることに注目する必要がある．医師が，看護師が，死への恐怖をもっていたため，真実が伝えられなかったのである．がん患者とその家族にかかわる私たち自身の死生観を今一度確認する必要がある．

　ジレンマがジレンマを生み出し，複数のジレンマが複雑に絡み合った連続体のなかで専門職として行動しているのが看護師である．看護師は，ジレンマという言葉に対して，マイナスのイメージをもっているのではないだろうか．さらに，個人的な感情は，プライベートなこととして自分で解決すべきだという暗黙の了解が，看護師の肩に重くのしかかっているのではないか．そして，自分が抱えているジレンマを自分の心の奥底に閉じこめ，それがまたジレンマとなり，その呪縛から逃れられなくなるのである．そのような状況から早く抜け出したいと願いながら，自分で判断できないのがジレンマなのだから，気持ちはどんどん暗闇に引き込まれてしまう．これが，ジレンマがジレンマを生み出す連続体の正体である．

　ジレンマの暗闇のなかにいるとき，一人でトンネルの先に明かりを見出し，一人で歩み出す人もいる．しかし，多くの場合，暗闇のなかをともに歩んでくれるパートナーの存在にホッとすることだろう．そのパートナーになることができるのは，同じジレンマを体験している看護師同士ではないだろうか．ジレンマの体験はマイナスの印象が強いが，看護師としての成長の機会であるという肯定的なとらえ方をすれば，同僚にジレンマの体験を語ることが可能になる．豊かな感性をもち，患者の心のまっただなかに自分の身をおいているから，ジレンマを感じると考えることはできないだろうか．

　倫理的ジレンマを感じたら，第一に心のつらさや痛みを感じている自分自身に気づくことが必要である．倫理的ジレンマに気づくには，日ごろから倫理的な視点をもっていることが必要になる．その感性を磨くのは，日々の看護実践とその振り返りである．しかし，自己満足の実践と自己評価だけでは，偏った価値観に基づく偏った倫理観になってしまうので，同僚との日々の会話が重要になる．物事を多面的にとらえる視点を養うことが重要なのである．

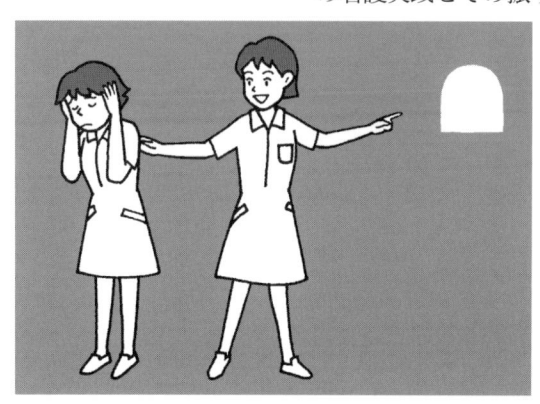

　第二に，自分の心のつらさや心の痛みを同僚と分かち合うことである．そして，自己内省を意図的に十分に行うことで，看護師としての成長につなげられるはずである．看護師は，患者の癒しには多大な自己犠牲を惜しまないが，自分自身を癒すことには

無頓着すぎる．ケアは，自己犠牲によるものではなく，自己ケアをすることで他者へのケアも実践できるのである．たとえば，患者が亡くなり喪失感の強い看護師がいるならば，デスカンファレンスの取り組みもよい．患者の死をもって自分も燃えつきるという外傷体験としてではなく，看護師の成長のプロセスにすることができるはずである．建て前では，死をふつうのこととらえ，がんの診断や死は終わりを意味するものではないといいながら，本音は，死にこだわっていることに看護師自身が気づく必要がある．つらい体験だからこそ，仲間同士のカンファレンスで癒し癒される関係が必要なのである．個々の看護師が抱えるジレンマをオープンにすることで，病棟あるいはグループ全体のジレンマがオープンになり，そのグループの看護は，看護師も患者も満足感の得られるケアへと動いていくのである．

さらに可能であれば，医師もまじえたチームとしての話し合いをもつこともよい．そこに，管理者である看護師長やがん専門看護師がいると，話し合いもスムーズに進むと思われる．そこでも解決しない倫理的問題は，病院の倫理委員会の活用が望ましい．

看護師は，時として受け持ち看護師というような役割を担うことがあるが，患者-看護師の関係は，その役割で線を引くことができる機械的なものではない．固定観念にとらわれることなく，患者のためになると自分が感じたことは，思うように行ってみればよい．自分ではない他の看護師が実施しても，それが患者のためになることであれば，それでよい．既成の枠にはまらず，しかし，常に患者を中心に据えたのびのびと自分らしい・自分たちらしい看護をしていれば，心苦しい気持ちも心の痛みもないはずである．

おわりに

最後に，隔たりが最も大きいといわれた医師との関係について触れておく．看護師は，自分たちの意見も聞いて

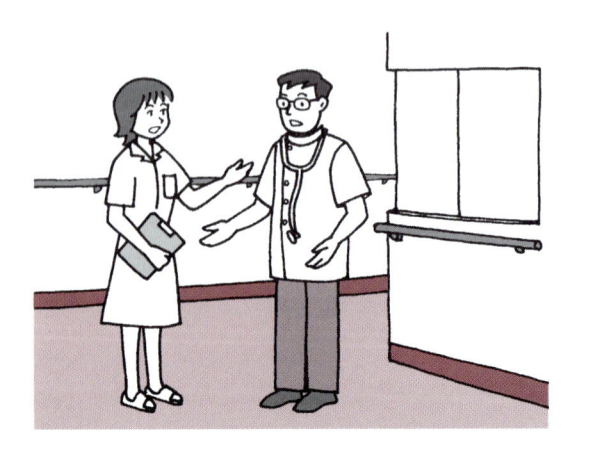

ほしいというが，医師は看護師がもっと主体性をもつことを期待している．医師のその期待を裏切っているのは看護師のほうである場合も多い．看護師は，患者の話に全身で耳を傾けるのと同じように，医師の話にも耳を傾け，今まで以上にコミュニケーションをとる必要がある．看護の立場から発言し，主体的な実践を積み重ねることが，患者を擁護する看護師本来の姿である．患者中心にありたいと願うその両者の気持ちに偽りはない．その両者が，その関係にジレンマを感じ，対立しているようではよい医療が提供されるはずはない．看護師-医師の間に必要なのは，対立ではなく，協調である．

引用文献
1) 渡辺裕子，関　啓子，輪湖史子：倫理的ジレンマに関する統計的研究－保健・医療・福祉の5つの専門職の比較．看護学雑誌 61（11）：1046-1052，1997．

参考文献
1) 井部俊子：問われる看護者としての倫理的責任－日常直面するケアの場面から．看護 50（4）：4-26，1998．
2) 岡谷恵子：看護業務上の倫理的問題に対する看護職者の認識．日本看護協会〈日常業務上ぶつかる悩み〉調査より．看護 51（2）：26-31，1999．
3) 小島恭子，家永　登：看護倫理委員会の活動の実際2．看護学雑誌 62(8)：775-781，1998．
4) 菅村聡子：クリティカル領域で看護婦が体験するジレンマの意味．神奈川県立看護教育大学校看護教育研究集録 23：56-63，1998．
5) 野嶋佐由美，畦地博子，中野綾美ほか：患者の意思決定を支える看護の基盤についての看護者の認識．高知女子大学紀要（看護学部 編）49：75-87，2000．
6) 牧野智恵：未告知状況下におけるがん患者の家族と看護者の世界－現象学的方法論を用いた面接を通して．日本看護科学会誌 20（1）：10-18，2000．
7) 松井美紀子，藤田きみゑ，伊丹君和ほか：看護者が臨床で経験するジレンマに関する検討．滋賀県立大学看護短期大学部学術雑誌 4：51-56，2000．
8) 南　由起子：倫理的感受性の育成に必要なサポート．看護 51（2）：62-66，1999．
9) 矢次正利，宮越一穂，枡形公也ほか 訳：臨床看護のディレンマⅠ．生命倫理と医療経済・医療制度．時空出版，1995．
10) 矢次正利，宮越一穂，枡形公也ほか 訳：臨床看護のディレンマⅡ．看護の実例と生命・倫理．時空出版，1995．
11) 横尾京子，片田範子，井部俊子ほか：日本の看護婦が直面する倫理的課題とその反応．日本看護科学学会看護倫理検討委員会報告 13（1）：32-37，1993．

難病ケアの看護倫理

はじめに　神経難病とは，主に神経変性疾患や免疫異常を伴い，有効な治療法がなく徐々に進行し，死に至る疾患をいう(❸)．ケア方法や心理的サポート面ではがんと共通する点が多いといわれているが，以下の点でがんと異なる．

① 病態が解明されていない進行性の疾患が多いうえ，有効な治療法がないため，対症療法や全身管理が治療の前提となるものがほとんどである．
② 急激な発症で救命処置が必要なものもあるが，進行が緩徐で段階的に身体機能が低下するか，再発を繰り返し何十年という長い経過をたどるものもある．
③ 基本的な身体機能の障害を伴い，最終的には日常生活が全介助となる．
④ 一般になじみのない病名が多く，告知されても患者・家族が理解困難であったり，奇病と思い，不安や偏見をもたれやすい．
⑤ 遺伝性の疾患も少なくないため，同じ疾患をもつ家族が困難な介護を強いられる場合がある．

以上のことから，発病前も含めた全臨床経過を緩和医療の対象とするという見解もある．

❸ 主な神経難病の種類

1998年までに指定された特定疾患	神経系に病巣が限局しているもの
	● 筋萎縮性側索硬化症(amyotrophic lateral sclerosis；**ALS**)
	● クロイツフェルト-ヤコブ病(Creutzfeldt-Jacob disease；**CJD**)
	● シャイ-ドレーガー症候群(Shy-Drager syndrome；**SDS**)
	● 重症筋無力症(myasthenia gravis；**MG**)
	● スモン(subacute myelo-opticoneuropathy；**SMON**)
	● 脊髄小脳変性症(spinocerebellar degeneration；**SCD**)
	● 多発性硬化症(multiple sclerosis；**MS**)
	● パーキンソン病(Parkinson disease；**PD**)
	● ハンチントン舞踏病(Huntington chorea；**HC**)
	しばしば神経症状を呈するもの
	● アミロイドーシス
	● サルコイドーシス
その他	● 筋ジストロフィ
	● 脊髄性進行性筋萎縮症(spinal progressive muscular atrophy；**SPMA**)
	● パーキンソン症候群
	● 関節リウマチ(rheumatoid arthritis；**RA**)
	● 先天性・代謝性などの各種ミオパチー

英太字は通常使用される略語．
● 北里大学東病院難病治療研究センター神経難病研修会実行委員会 1996[1]
● 福原信義 2001[2]

CASE 2

テーマ　患者：Fさん，神経難病．
認識の違う患者・家族への正確なインフォームドコンセント．

キーワード　神経難病，インフォームドコンセント，意思決定．

現在の治療方針　①呼吸管理，②全身管理．

現在の看護方針　①疾患の理解，受容を図り，治療への自己決定を支持する．②転倒転落，誤嚥の危険を防止する．

経過　Fさんは，頻繁に転倒するようになり今回3度目の入院となった．外来通院中に神経難病と診断がつき，医師からFさん，家族へ病状の説明が行われていたが，根本的な治療法がないことを告げない不十分な告知であった．Fさんは治ったら旅行に行きたいという希望があり，看護師にも楽しそうにそのことを話している．その後，嚥下困難が出現したため，不安に思った家族が医師に説明を求めて初めて人工呼吸器装着の意思決定権が患者，家族に委ねられていることを知る結果となった．Fさんはそのことを知らず，家族は面会のたびにどうしたらよいのかと看護師に訴えてくる．

話し合いたい事柄　①Fさんと家族への医師による再度のインフォームドコンセントの実施．②Fさんと家族の意思決定に対する医療者の共通した支援．

分析

何がジレンマか

看護師はFさんに医師の説明内容以上のことを告げられない罪悪感や無力感を感じている．人工呼吸器装着の是非について家族に聞かれても，看護師としてはどちらがよいという結論は出せない．医師に対しては，Fさんの今後の人生にかかわる問題なので早期に正しいインフォームドコンセントを行い意思を決定させて欲しかったと感じている．

どのような信念・価値観・倫理原則に基づいているか

善行の原則
正義の原則
自律の原則→p39参照

① Fさんと家族に対して正しく病態を説明し，その後の意思決定を支援することは医療者の基本的責任である（善行の原則，正義の原則）．
② Fさんと家族は，病態や予後に関する説明を受けてその後の治療に関する選択をする権利がある（自律の原則）．

それぞれの考えに基づいて行動したときに生じる結果は何か

適切なインフォームドコンセントが行われないことで生じる結果

① Fさんと家族：Fさんは希望がかなわず絶望感を味わい自暴自棄に陥る可能性があり，家族はFさんとどうかかわればよいか困惑し，両者の関係に亀裂が生じることもある．
② 看護師：Fさんと家族に異なった対応をしなければならないつらさ．医師に対する怒りと不信感．

適切なインフォームドコンセントが行われたことで生じる結果
① F さんと家族：予後の過ごし方を含めた今後の意思決定へ向けて考えることができる．
② 看護師：F さんと家族への積極的な支援ができ，医師との信頼関係がもてる．

まとめ 神経難病はどの筋力から低下していくか予測がつかないものもあるため，診断がついた時点でなるべく早期にインフォームドコンセントを行うことがたいせつである．その際，患者のケアを行っている看護師の見地から，段階的な告知（第1段階：診断と長期予後や病気が進行性であること．第2段階：嚥下障害が出そうになったら経管栄養と胃瘻増設について．第3段階：呼吸困難や強い言語障害が出る前に呼吸筋麻痺と気管切開・人工呼吸器をつけた生活について）も必要なことである．また療養上の問題点や解決方法についての説明は，看護師が担当したいと提案するのも，医療者間の協力体制として望ましい．また，告知後も正しい理解ができているかを再三確認する必要がある．イメージをつけるため人工呼吸器を装着した患者の生活を撮った VTR を貸し出し，患者，家族に見てもらうのも一案である．また，同じ疾患で症状の進んだ患者と同じ部屋に検査入院してもらったり，外来受診時に他の患者に了解を得たうえで，入院状況を見学してもらうという方法もある．

また，家族は延命してもらいたいという思いが強いあまりに，患者自身の意思を尊重できない場合がある．家族に対しては，今後患者がたどるであろう経過や，人工呼吸器を装着した場合の患者の日常生活やその後の経過を再度説明し理解を促す必要がある．そのうえで，患者が正しい経過を

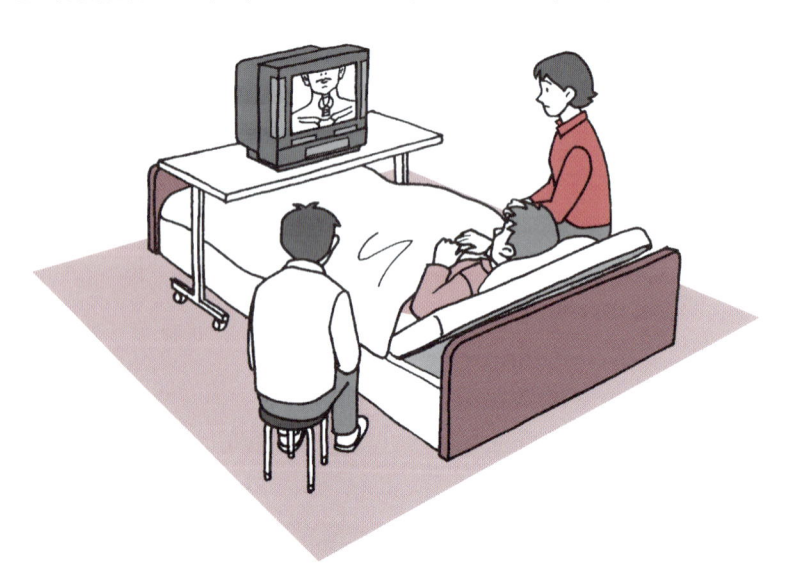

把握し，今後の人生を自分の意思で選択できるよう支持して欲しいことを家族に説明することが妥当である．以上のことは医師や看護師間での共通理解が必要で，患者，家族が誰に聞いても同じ対応ができるようにしておかなければならない．

　患者が"人工呼吸器を装着しない"ことを選択しても，そのときの精神状態が不安定であったり，この先の介護や経済問題を考えて家族に配慮した選択である場合が少なくない．人工呼吸器を装着した場合の生活について，たとえば介護体制の整備・福祉制度・社会資源の活用などを具体的に説明し，患者が自分なりに考えがまとめられるよう十分に話し合い，理解できたか確認する必要がある．また，ある程度自由に動けるうちに，やっておきたいことを整理できるように，支援的な態度で協力する体制を整える．

　どの場合も，一時的・表面的に合意が成立したという状況での結論は，後になって医療者・患者・家族ともに悔いが残る結果になるので，それなりに納得した選択なのかどうかを吟味する．そのうえで"人工呼吸器を装着する"場合であれば，その後の日常生活・社会資源の利用などを必要時専門家を紹介して説明する．"人工呼吸器を装着しない"場合には，その後に訪れる呼吸困難，不眠，不安をできるだけ軽減できるようにアフターケアに努める．

　以上を円滑に実施するためには，どのような告知をするのかを医師と話し合い，今後直接看護を行っていく看護師としての意見を述べられるシステムづくりが重要となる．インフォームドコンセントの場に看護師も立ち合い，医療者として責任を共有し，医療チームとして一致した見解で行動できる制度づくりが必須といえる．

CASE 3

テーマ　患者：Gさん，神経難病．
コミュニケーションがとりにくいうえに，訴えが多い患者とのかかわり．
キーワード　神経難病，コミュニケーション，不信感．
現在の治療方針　①全身管理，②呼吸管理．
現在の看護方針　①他者との意思疎通がスムーズに行えるよう努める．②安楽な姿勢，体位で過ごせるように調整する．
経過　Gさんは，人工呼吸器が装着されており全身の筋力低下もあるため，自力での体動はできず全介助である．コミュニケーション手段には眼球の動きを読むための透明の文字盤が使用されている．もともと気難しい性格とのことだが，ナースコールが頻回で身体の位置，四肢のポジション，手指の開き方，枕の位置や高さ，ナースコールの位置，吸引の方法などを細かく指示してくる．そのたびに看護師は何度も文字盤で内容を確認するが，

読み取りにくい場合も多く，なかなか病室から出られない．また，援助後に"これでいい"としながらも，その後直ちにナースコールで看護師を呼ぶ状況である．

話し合いたい事柄 ①医療者間の統一した援助方法の実施．②Gさんとの信頼関係の形成．

分析

何がジレンマか
受け持ち患者はほかにもいるのに業務が遅れるという焦りと，どうして満足してくれないのだろうといういらだちが生じ，Gさんに嫌悪感を抱きベッドサイドに行けなくなる場合もある．また，文字盤による読み取りがうまくできないことから，Gさんのニーズがスムーズに受け取れない焦りと，看護師としての自信の喪失，Gさんとの信頼関係を失う怖さもある．

どのような信念・価値観・倫理原則に基づいているか

善行の原則，
自律の原則→p.39参照

① 看護師はGさんの心身の苦痛を取り去り，安楽な状態を維持するとともに信頼関係を築こうとしている（善行の原則）．
② 看護師はほかの患者のケアも行う責任がある（善行の原則）．
③ Gさんは医療者に頼らざるを得ない状態を自覚しているにもかかわらず，自由にならない身体へのいらだちと，医療者を信頼しきれない不安，それによって生じる心身両面からの苦痛に対処できずにいる．Gさん自身現状を正しく理解し，医療者に自分の気持ちを十分に表現して信頼関係を築く必要がある（自律の原則）．

それぞれの考えに基づいて行動したときに生じる結果は何か

援助方法を統一しないことで生じる結果
① Gさん：何度も同じことを訴え続ける結果となり，援助に満足せず不信感が募る．
さまざまな不定愁訴の出現や薬物依存に陥る可能性もある．
② 看護師：達成感や充実感が得られずほかの業務にも専念できない．
挫折感や自信喪失がストレスとなり，バーンアウトする場合もある．

援助方法を統一することで生じる結果
① Gさん：安心，安楽，信頼感が得られる．
その後の人生を前向きに考えるゆとりが期待できる．
② 看護師：ジレンマが解消し仕事への満足感が得られる．
患者にいっそうの安楽を提供したいという真心が育まれる．

まとめ Gさんが最も心地よい方法を一緒に一つひとつ確認する．体位変換時の身体各部の位置やナースコールの設置場所などを図示する．必要があれば写真に撮ってベッドサイドのよく見える位置に貼り，かかわる看護

師全員が同じケアができるように計画する．長い療養生活で生じてくるさまざまな問題はGさん自身の問題であり，一緒に考えていきましょうという患者参加の援助計画を立案することが重要である．しかし，看護の専門職として受け入れがたい提案には，相手が理解できる内容でその理由を説明し，同意や折衷案を導き出すよう働きかける．また，頻回に看護師を呼ぶ行為は，誰もいない間に呼吸器が外れるのではないか，何かあったら看護師はすぐに対応してくれるのか，コールしてからどれくらいで来てくれるのかなど，不安や不信感にさいなまれて過敏になって行われることがある．そのような場合には，ナースコールがなくても定期的に訪室し，気管内チューブと人工呼吸器の接合部の確認，身体各部の安楽の確認，必要時吸引などを実施する．また，ナースコールの位置を確認し"鳴らしてみてください"とテストさせ，安心してもらうことも必要である．面倒と感じるこれらの行為も，毎回きちんと実施していくうちに両者の信頼関係が強まり，患者は"コールしなくてもそのうち来てくれるから少し待とう"という気持ちになり，結果的に意味のない頻回なナースコールは減るようになる．

　また，文字盤の読み取り困難は，難病看護の経験が少ない看護師に多いジレンマであるため，慣れた看護師が個々の患者に多い訴えの内容を教えたり，自分の援助場面をみせてコツをつかませるなどの指導が必要である．さらに，時間をかけても訴えの内容がわからない場合は，患者も疲れて諦める場合があるので，わかる看護師に交代する配慮も必要である．日々の援助を通し徐々に読み取れてくることと信じ，自分を責めたり諦めたりせずに患者の気持ちの把握に努める姿勢が重要である．

　最後に，看護師だけでは解決できない問題に対しては，抱え込まずに各専門家（精神科医・臨床心理士・ソーシャルワーカー・病院内倫理委員会など）に積極的に相談する姿勢をもつこともたいせつである．ただし，その場合は任せきりにするのではなく，他者のかかわりから学び解決への糸口をみつけられる機会としてとらえ，看護師自身も知識を得る学習の場として活用していくことが今後の援助に役立つのである．また，各専門家の活用は，看護師自身の気持ちを整理するうえでも有用であり，ジレンマ解消への自信につなげられる有効な手段の一つである．

参考文献

1) 北里大学東病院難病治療研究センター神経難病研修会実行委員会 編：神経難病必携Ⅰ－疾患の理解．1996, p1-2.
2) 福原信義：神経難病の緩和医療．緩和医療学 3(1)：48, 2001.
3) 鎮守條子, 古和久幸 監修：難病看護スタンダード．日本看護協会出版会，1998, p106-123.

痛みコントロールの看護倫理

はじめに 痛みコントロールでは以下のようなことが看護倫理上の課題となろう．

周知のとおり痛みは誰にとっても耐え難いものである．対象者の痛みの訴えを十分に聴き，新しい痛みの知識や看護介入などを参考にして，苦痛の緩和に向けたケアをすることは看護者としての責任である．また，痛みの緩和は，医師の指示のもとに薬剤師や看護師がそれぞれの職能を発揮して患者を中心にして支援するが，そこにはそれぞれの専門職者としての役割があり，この機能をチームとして円滑に機能させることが重要である．また，進行したがんに伴う痛みは激しいものであり，この痛みコントロールは患者のQOLに関連あることが多いため，痛みコントロールの範疇を越えた人間的ケアが必要となろう．そこで，患者の価値観をも考慮した痛みのコントロールを実践することである．

痛みコントロールにおける看護師のジレンマ

古来から痛みは人間の不快な感覚として存在してきたが，人間は痛み緩和に向けていろいろな努力をしてきた．1973年国際看護婦協会で採択された"ICN看護師の倫理綱領"において人々の苦痛を緩和することを看護師の基本的責任の一つに位置づけている．また，インフォームドコンセントは患者の人間としての尊厳，自己決定をするための倫理的原理を基盤にした患者の権利でもある．痛みコントロールはこれらの倫理を中核において実践する必要があろう[1]．また，痛みコントロールは医療チーム（医師・薬剤師・看護師）の各専門職が患者を中心にしてそれぞれの職能を発揮することで責任を果たすことができる[2]（❹）．このことは看護師以外のほかの専門職の協力を要し，看護師だけの力でできるものではない．それだけに看護師はジレンマを感じやすいので，患者に十分に説明をして患者の考えを取り入れた患者中心の痛みコントロールを実現することがたいせつである．

しかし，実際は次項で述べる痛みの定義にもあるように痛みは主観的なものである．そのため医療職者と患者とでは痛みの理解に違いが生じ，相互が的確に理解することは容易ではない．看護師は，患者の痛みを一刻も早く緩和して安楽にしたいと考えるが，お互いが共通に理解するのが困難なことから，その患者に合った的確な治療法はすぐには定まりにくい．また，看護師は痛みをもつ患者と多くの時間をともにするため痛みに苦しむ患者を目前にすると，早く何とかしたい，苦しんでいる患者をみることは

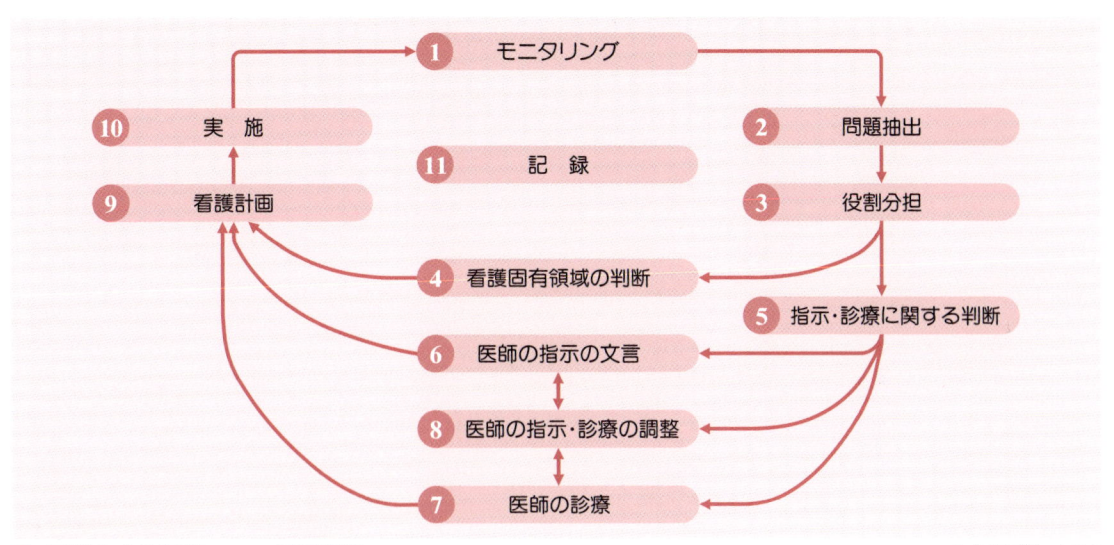

❹ **看護をする過程：CND看護過程**

CND：collaboration between nurses and doctors

●小島通代 1997[2]

図中：
1 モニタリング
2 問題抽出
3 役割分担
4 看護固有領域の判断
5 指示・診療に関する判断
6 医師の指示の文言
7 医師の診療
8 医師の指示・診療の調整
9 看護計画
10 実施
11 記録

耐えられないと感じる．加えて，痛みに対する理解の違いから，患者・家族の間に，医療チームの専門職者との間で，同僚間でジレンマを感じることが少なくない．たとえば，痛みが軽減できず苦しみながら死亡する患者も少なくない．このような場合，看護師の基本的責任（苦痛の緩和）が果たせなかったことでジレンマを起こしやすい[1]．また，患者の希望で眠気より痛みがないほうを選択して鎮痛薬を増量すると，終始眠っていてその分家族とともに過ごす時がもてずに死亡した場合，看護師は本当によかったのかといつまでも心に負い目をもつことも多い．また，何らかの理由で激痛があるにもかかわらず鎮痛薬を望まない患者もいる．これらは痛みコントロールにインフォームドコンセントがいかに必要かを示唆するものである[1]．よりよいケアとは倫理を考慮に入れた患者中心の痛みコントロールの実践であり，そうすることで看護師の感じるジレンマは軽減することができよう．

痛みコントロールにおけるインフォームドコンセント

国際疼痛学会は痛みについて次のように定義している．

"痛みとは，不快な感覚体験および感情体験であって，組織損傷がさし迫ったときないしは組織損傷に引き続いて，特異的に表現されるものである．痛みはいつも主観的なものである．人間は，生涯の早い時期の生活のなかで遭遇した負傷の経験から，痛みという言葉の意味を学習する．痛みが，身体の一つ，あるいはいくつかの部分にわたって起こる感覚であることに

は議論の余地がないが，いつも不快な体験であるため，痛みは常に感情体験となる"[3]．

また，NANDAインターナショナルは"実在または潜在する組織損傷から生じる，あるいはそうした損傷に関連して説明される不快な感覚および情動的な経験持続期間が6か月より短く，終わりが予期できるかあるいは予測可能で，軽度から強度までの強さがあり，突然または徐々に発症する"として，6か月以上続くものを慢性疼痛と定義している[4]．

痛みの専門看護師であるマカフェリィ(McCaffery M, 1972)は，痛みは現にそれを体験している人が表現するとおりのものであり，人がそれを表現したときはいつも痛みは存在すると述べている[5]．

このように3つの痛みの定義を紹介したが，痛みは個人の主観によるところが多くあり，また，普遍的な共通点も多々あることから，看護師は痛み知識の体系化のもとにケアリングを内包した科学的な看護を実践することが望まれる．

痛みの原因の大半が器質的なものであっても，これに加えて精神的要因の影響を多大に受けるし，痛みは全人的でその人の生育歴や痛みの体験の多寡によりその人の痛みとなる[6]．医療者はこれらのことを踏まえながら，なぜ痛みが起きるのかその原因について真実を患者・家族に説明し，患者の理解のもとに痛みの除去や緩和の方法について説明する．薬剤にも与薬の方法の違いで効果の現れる時間が異なることなども含め丁寧に説明する．説明時の医療者の態度やコミュニケーションに留意し誠実に対応することである．そして，患者はどの方法を選択するのか，また，患者自身その治療に参加するのかしないのか，参加するとすればどのようにするのか，患者も患者自身の治療への意思と薬に対する痛み軽減の程度を必ず医療者に伝えるよう説明して，患者にも痛みコントロールに必ず参加してもらうことがたいせつである．

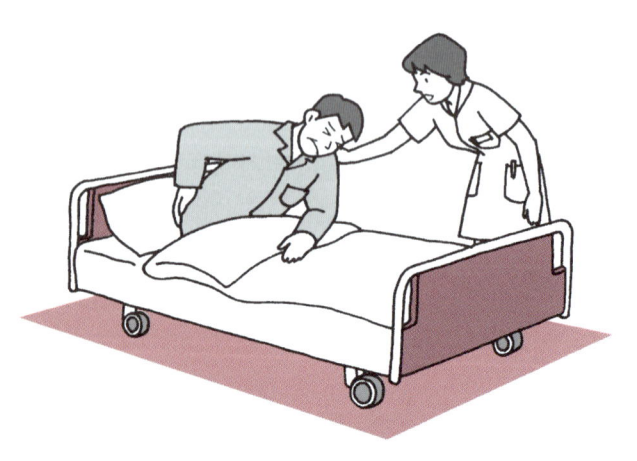

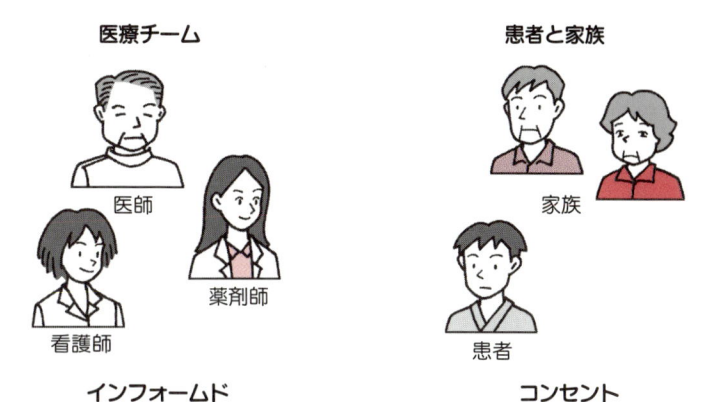

❺ 痛みケアにおけるインフォームドコンセント

患者に病状や痛みを軽減する治療法について医師が説明をする．患者はその説明を理解し患者の意思を話す（承諾・拒否）．看護師は患者の反応をみながら痛みのケアを実行する．必要によっては薬剤師が参加する場合もある．患者・家族はその説明を理解し治療に参加して痛みの軽減の具合を医療チームに話す．

　痛みコントロールは医療者の説明に単に患者がうなずいて従うパターナリズムによるのではなく，患者自身の意思を反映させることが重要である．そうすることで痛みコントロールは，患者・医療者ともに満足が得られるケアにつながる．

患者が積極的に参加し成果をあげた痛みコントロール

　患者・家族と医療チームの両者がともに満足した痛みコントロールの実際例を紹介したい．

　自立した若いがん末期の女性患者で，幼い子ども1人を育てていた．がんとなった時点で自己の意思をかため，自分の病状をしっかりと受け止めて療養し，自分の生き方すべてを納得して亡くなられた患者である．

　痛みコントロールにおいて，看護師は患者の希望を聞きながらその希望がケアに生かされるように，実現できるよう支援した．使用する薬剤については，薬量を決めるために薬効の程度を詳しく患者に聞き，それを痛みコントロールの資料にした．そうすることで痛みはコントロールされた．自立した女性で必死に末期を生き抜く，幼い子どもをもつ母親の心情には計り知れないものがあろうが，看護師も患者の人間性を十分に理解してケアし，患者も病状をしっかり受け止めながら痛みの治療に参加した．

　痛みコントロールでは，積極的に自分からこうしてほしいという希望が話され，その方法を実践することでコントロールできた．自分の生き方を看護師に話し，看護師も家族の話をするなどして時を過ごすうちに亡くなられた．このような事例から考えると，がんに起因する痛みをコントロー

ルするには患者に真実と十分な説明をすることで，患者はそれが理解でき，納得して痛みのコントロールに積極的に参加できるといえよう．

　これが，患者中心の倫理を考慮に入れた痛みのコントロールのあり方ではないだろうか．患者を尊重することで，その患者に適した方法が実践でき痛みの軽減が図れる．また，患者・家族の満足にとどまらず，医療者はケアしたことで患者・家族の満足から自己実現の喜びも得ることができる．これには医療チームにおけるチームワークも必要であるし，患者・家族の協力も必須である．痛みのコントロールに必要な看護師の倫理的要件は患者の意見を尊び，患者の意思をケアに取り入れることである．また，がんによる痛みは生命の危機に直結しているので，患者が日々の生活にこだわりをもって生活することなどがたいせつである．それには，患者が安全で快適に過ごせるよう環境を整えることや，気持ちを落ち着かせることも同様である．これは，看護師のノルマを超えた患者との対話，患者のために看護師は存在するという，ケアにおける看護師の倫理，姿勢や態度をとおして，患者自身が生きることへの勇気をはぐくみ，このことで痛みコントロールの成果をあげることにもなる[7]．

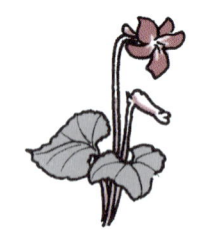

COLUMN　クリニカルラダーの実際－コミュニケーションスキル

コミュニケーションスキルにはレベル別訓練が必要である．

レベルⅠ：報告・連絡・相談ができる訓練
- 本人に対する指導（対人能力）
- 判断ができないこと，できないことがリスクにつながる
- 自由に言える，聞ける風土（感じたことを自由に述べることができる）

レベルⅡ：人間関係基礎訓練
- 対象：リーダーナース
- 任務：問題解決に立ち向かう能力
- 嫌なこと，言いにくいことを述べる権利
- できないこと，Noが言える権利
- 課題と演習
- 専門家による研修

レベルⅢ：レベルⅠ・レベルⅡを統合し，複雑で困難な局面に対応できる訓練
- 対象：中堅ナース
- 任務：専門領域のロールモデルになる
　　　　同僚間のコミュニケーションの調整など
- オープンな組織風土づくりに貢献する

レベルⅣ：さらに高度なアサーティブトレーニング
- 全体を見わたして，コミュニケーションをとる能力
- 看護師長の権限委譲を受ける（管理的視点）
- 専門領域のコミュニケーションスキルを高める

●北里大学病院看護部

CASE 4

テーマ　患者：Hさん，乳がん．
鎮痛薬を服用しない患者へのインフォームドコンセント
キーワード　がん，骨転移，大腿骨骨折，不信感．
現在の治療方針　①骨折部の牽引，②痛みコントロール
現在の看護方針　①両肢位を保持し，痛みが極力起きないようにする．②患者自身が参加し痛みコントロールを図る．
経過　他院で乳がんと診断され手術を受けた．しかし転移がみられ，その入院中に起こした大腿骨骨折により今度の入院となった．全身の痛みが強く，また体動時に起きる骨折部の痛みを強く訴え，そのたびにコールを頻回に押してくる状態である．それにもかかわらず，鎮痛薬は，以前入院時に急性腎不全を起こしたこともあって使うことに強い恐怖心をもっている．全身状態もあまりよくない状況に加え，嘔気・嘔吐もあり，鎮痛薬の内服もうまくいかない．Hさんも痛みの除去を強く希望しているにもかかわらず，他院でのこともあって医療者への不信感もある．ケアへの協力よりも"痛い，痛い"の連発でコールを頻回に押してくる．
話し合いたい事柄　①患者・家族への医師による再度のインフォームドコンセントの実施．②医療者間（看護師間）の統一した痛みコントロールへの姿勢．

分析

何がジレンマか

医療者は痛みをとりたいと思ったが，Hさんは医師の処方した薬を飲まずに"痛い，痛い"を連発し容易にケアを受け入れない．ちょっと足を動かしても"痛い，痛い"という．Hさんは治療方針に協力しないので痛みは緩和しない．それでいてコールを頻回に押し痛みを訴える．看護師はほかの患者の看護もあり，夜勤帯はことにそうであるため，イライラしながらそれでもベッドサイドから離れることができない．Hさんには医師の出した鎮痛薬を内服して早く痛みを除去して安楽になって欲しい．

① 看護師は医師に対してジレンマをもっている．それはHさんは説明を受けていてもこのような現状であるので"さらに患者に治療方針を説明し同意を得る"よう医師としての役割をとってもらいたい．
② 看護師自身"このままではいけない，何とかしなければ"という思いが強い．

どのような信念・価値観・倫理原則に基づいているか

善行の原則
正義の原則
自律の原則
誠実の原則→p39参照

① 看護師が痛みをもつ患者の苦痛をとり，安楽にしようとする行為は看護師の基本的責任である（善行の原則，正義の原則）．
② 患者は医療者を頼っているにもかかわらず，そのことを自覚した行動がとれていない．以前入院した病院での暗い体験が大きく影響し，そ

れに引きずられている．患者自身一人の人間として病状や治療法を十分に理解する必要がある（自律の原則，誠実の原則）．

③ 患者によりよい痛みコントロールを提供するには医療チームとしてどうすればよいか（善行の原則）．

④ 看護師はほかの患者のケアも行う責任がある（善行の原則）．

それぞれの考えに基づいて行動したときに生じる結果は何か

　看護師のもつジレンマを解決するため，また，このような状況にある患者の痛みコントロールを実践するために次の2つの側面から検討した．

薬を内服しないことで生じる結果

① Hさん：Hさんは同じような状態が続くので病状を含めストレスはなおも増大する．

　入院も長くなりよいことは何一つない．

　Hさんは真実を知る権利があるがそれを放棄している（誠実の原則）．

　このままでは害のほうが大きくなり患者は不利益を被る．

② 看護師：ケアをしているにもかかわらず看護師は罪悪感や挫折感をもつ．

薬を内服したことで生じる結果

① Hさん：痛みが軽減する．

　全身状態もよくなるし，Hさん自身のQOLも向上する．退院の可能性も出てくるかもしれない（善行，正義，忠誠，自律の原則）．

② 看護師：看護師のもつジレンマは解消し仕事への達成感をもてる．

　ほかの患者も公平に看護できる．

　医師とも医療チームとして信頼関係がもてる．

まとめ　患者自身が冷静な思考のもとに医師から再び説明を聞き，わからない点を質問して明確にすることで自分のおかれている状況や病状が理解できる．これは患者の自律の原則に基づいたものであり，また，患者の権利章典にみる患者の権利を保障するものである．患者は最善の医療を受ける権利や，病状や痛みの治療法について説明を受ける権利がある．また，患者は鎮痛薬を内服によりどの程度に痛みが軽減するかを看護師に話すことで自分に合った独自の痛みのコントロールが開発されることになる．痛みコントロールは医療者と患者が一緒になってつくりあげるもので，まして，がんという病気や病状を理解することでは患者のこれからの人生を考えるうえでも意義のあるものとなる．

　また，このような状況であれば看護師にストレスがないということはない．勤務に出る前も気持ちが重かったり，うかない状況にあるのが当然であることから，この問題は解決しなければならない課題である．医師の説

明も当然必要であるが，看護師も視点を変えてプロセスレコードをとるなどすれば，患者が看護師を呼んだときの状況や表情がより理解でき，改めて考えることも出てくるかもしれない．このようなことを考え実行することで看護師のもつジレンマは解消されて，平常の看護の任務に落ち着くであろう．

CASE 5

テーマ Iさん，肺がん．
看護師の"あれでよかったのだろうか"といつまでも脳裏に残るジレンマ．

キーワード がん患者，痛みコントロール，MSコンチン®（硫酸モルヒネ徐放剤），睡眠．

当時の治療方針 ①補液による全身状態の改善．②痛みコントロール．

当時の看護方針 ①全身状態の改善．②痛みコントロールを図る．

経過 Iさんは，仕事をばりばりこなしてきた，家族からみれば好きなことをしているという感じの人であった．肺がんと初めて診断されたとき，これで自分ももう終わりかなと捨て鉢になって入院された患者であった．

治療が終わって治療効果が出たとき，ほかの患者とも仲間意識が強く，みんなで頑張ろうとお互いに励まし合っていた．

入退院を繰り返すうちに腫瘍が大きくなり化学療法も効かなくなった．外見も変わり，仕事もできなくなり入院期間が長くなった．4度目の最後の入院では食事が食べられずに憔悴していた．

"痛いんだよ"に始まり"どこが痛いの"と聞くと"背中とか腫瘍の部位が痛い"といって，MSコンチン®を内服していた．本人も痛くないほうがよいということで，薬量を増やしていった．そうすると痛みはまったくないが1日の半分以上を寝て過ごすようになった．ベッド上でぼんやりと過ごすようにもなった．それでも食事や保清のときはベッドで起きていられる状態であった．もともと活気のある患者だったが，結局，そのまま痛みが発現し，呼吸が困難になり，ベッドから動けなくなった．そのために覚醒しているときはコンタクトをとるようにした．そのうち，声をかけないと目も開けなくなり，薬を減量すると起きてはいるが，今度は痛くて看護師や家族にあたるようになった．"痛いのでイライラするの？"と聞くと"そうだよ"とはっきり答えた．薬の量を維持すると昏々と眠る状況であった．

そのうち，家族もなかなか来られなくなった．家族が洗濯物を取りに来たときもIさんは寝ているので，家族はそのまま帰ることが多くなりIさんから遠くなった．看護師も家族のことだからしょうがないかなと思いながらできることは何かと考えていた．そのうちIさんは呼吸困難をきたし急逝した．

今になり，Iさんはどうしてそういう生活に甘んじていたのか，本当に助

けを求めていたのか，それとも静かに生きていることだけを確かめて死にたかったのか，看護師はいまだに答えがみつからず，何かのときに"あれでよかったのか"と思い出し悶悶としている．

話し合いたい事柄　①痛みコントロールとは何か．痛みがないのはよいが眠るように他界された．何か違うのではないだろうか．②医療者間（看護師間）の統一した痛みコントロールへの姿勢．

分析

何がジレンマか
　この看護師はクリニカルラダーIIの看護師である．レベル別の看護能力をCOLUMN(p46, 72参照)に示した．看護とは何かその本質がわかり人間的看護の実践を目指している．生は一回限りのものであり，充実した最後の時間をなぜ家族とともにあるように援助ができなかったのかという看護師の叫びである．

どのような信念・価値観・倫理原則に基づいているか
　①看護師：痛みを軽減する（正義の原則）．
　　患者・家族にとってよいと思われることを看護行為として行う（善行の原則）．

善行の原則
誠実の原則
真実の原則
自律の原則→p39参照

　　患者の最後の時を家族とともに過ごせるよう支援したい（善行の原則）．
　　これからどうなるか（予後）を患者に話していない（誠実の原則）．
　②Iさんと家族：Iさんは痛みよりも眠りを好んだ（不快よりも快を選ぶ）（善行の原則）．
　　痛みがなくて眠っていられるのは楽である（苦悩するより苦悩しないことを好んだ）（善行の原則）．
　　Iさんは予後について少なからず理解したが真実は知らされていない（真実の原則）．
　　Iさんはどのくらい自分のことは自分で決めたいと思っているのかわからないし，家族も知ろうとしない（自律の原則）．

それぞれの考えに基づいて行動したときに生じる結果は何か
　看護師のもつジレンマを解決するため，また，このような状況にある患者の痛みコントロールを実践するために，次の2つの側面から検討した．

薬を増量しないことで生じる結果
　①Iさん：痛がってイライラする．
　　痛いのでかえってたいせつなことは話せないかもしれない．
　　家族はベッドサイドでたいへんな思いをするかもしれない．
　　患者の苦しみはあっても家族とともにあるという充実した時間を送ることができたかもしれない．
　②看護師：Iさんは痛がり，その看護はたいへんだったかもしれない．し

かし，Ｉさんと家族は一緒に話し合い，考えることができたかもしれない．そのぶん看護師のジレンマは少なくなったかもしれない．

薬を増量したことで生じる結果
① Ｉさん：痛みが軽減するので安楽に過ごすことができる．
よく眠るので家族と話す機会は少なくなる．
末期にある患者なので残された時間には制限がある．眠ることで家族とともにある機会が少なくなる．
自己の意思表明の機会が少なくなる．
② 看護師：Ｉさんの意思が表明されないことで，Ｉさんと家族は終末期というたいせつな時期なのに何もしないで過ぎていくことへの悔やみが看護師にいつまでも残り，ジレンマになる．

まとめ 　がん患者の痛みのコントロールは，痛みを軽減して日常生活のQOLを高めることにある．しかし，この事例にみるように鎮痛薬の量が急激に増えた場合や絶対量が多い場合，眠気などの中枢神経症状がみられる事例も少なくないので，副作用対策をとることも大切である[8]．このような場合，終末期であれば患者と家族は限られた時間を密度の濃い充実した時として過ごせるように支援したいと考えるのが看護ケアである（善行の原則）．しかし，価値観の相違などでこのようなことを望まない患者もいるかもしれないので，患者の意思の確認が重要となる（自律の原則）．がん患者の終末期はうつ状態にある患者も多いことから[9]，遺産相続をはじめとする法的視点からはどのような意思の確認ができるのかという課題もある．しかし，看護師としてはできるだけ患者の意思を知り，患者の希望を取り入れることで，負わなければならない責任は軽減されよう．したがって，終末期にあるがん患者の痛みコントロールにおけるインフォームドコンセントは，患者の希望を聞きながらその希望がケアに生かされるように支援するとよい．そして，がんという病は単なる痛みに対するケアの範疇を越えて，命や家族の将来などに関連する内容を含めたケアをしなければならないため，生命の尊厳を考えた厳かな看護の場になる．そのためにも病状や予後は真実を告げたほうが患者も一回限りの生を十分にまっとうできると考える．たとえそのとき苦しくとも"生きる"ということを患者・家族・看護師が一体となり，ともに生きる喜びになるのではないだろうか．しかし，これも個々人の価値観によるものだから，痛みコントロールに対するインフォームドコンセントがより重要となる．患者の意思がケアに反映すればこのようないつまでも悶悶とする看護者のジレンマは軽減されるであろう．

善行の原則
自律の原則→ p39 参照

引用文献

1) 岡崎寿美子ほか：痛みケアにおける看護者のもつ倫理的課題．日本看護研究学会雑誌 24 (3)：123，2001．
2) 小島通代：看護ジレンマ対応マニュアル．医学書院，1997，p176．
3) 世界保健機関 編(武田文和 訳)：がんの痛みからの解放，第2版．金原出版，1996．
4) NANDA-I NURSING DIAGNOSES：Definitions and Classification 2007-2008．(日本看護診断学会 監訳，中木高夫 訳：NANDA-I 看護診断定義と分類 2007-2008．医学書院)
5) McCaffery M (中西睦子 訳)：痛みをもつ患者の看護．医学書院，1975．
6) 岡崎寿美子：看護診断指標（疼痛）の基礎的研究．北里大学審査学位論文，1998，p48-62．
7) Okazaki S：The needed requisites for nursing pain．Asian Pain Symposium，2000，p45．
8) 伊藤美由紀ほか：モルヒネの副作用対策．ターミナルケア 11(10)増刊号：63-71，2001．
9) 鈴木志麻子ほか：精神症状と心のケア．ターミナルケア 11(10)増刊号：291-297，2001．

参考文献

1) 岡崎寿美子：看護診断にもとづく痛みのケア，第2版．医歯薬出版，2002．

CHAPTER 6 看護研究と倫理

学習目標
- 看護職になぜ看護研究が必要であるか説明できる．
- 看護研究を行ううえでなぜ倫理的配慮が必要かを説明できる．
- 看護研究を行ううえで必要な倫理項目について説明できる．
- 看護研究を行ううえでの倫理的手順について説明できる．

はじめに 本項では，看護研究を行ううえで生じる倫理的問題となぜ倫理審査が必要なのか，また，実際にどのような手順で行うかについて考えたい．

看護研究を行ううえでの倫理的問題

看護職はなぜ看護研究を行うのか

　フローレンス ナイチンゲール（Nightingale, Florence）は看護を天職（calling）とよび，その使命感は19世紀末の米国においてナイチンゲール誓詞となり，現在もなお看護専門職の意識へと受け継がれている[1]．看護学は専門的知識体系と技術からなる専門職であることは周知のとおりで，常に自己研鑽を積み，より高い理想の実現を目指す職業で，看護研究はこの一環である．

　看護研究とは看護の視点から行われる研究で，① 看護の科学的根拠を明らかにして看護の法則性を見出す，② 看護の学問領域における理論的位置づけを確立する，などを目的に行われる活動である[2]．研究は看護される人びとに質の高いよりよい看護が提供されるよう，また，看護学を発展させるために行われることでその意義がある．日ごろの看護実践のなかで疑問や問題を感じることに始まり，それを解決して明らかにするために，また，専門とする領域を探究することが研究である．研究は，専門職教育や看護実践を向上させる資源となるので，看護研究はなくてはならないものである．

　臨地の場にいる看護師をはじめこれから看護学を学ぶ学生や大学院生にも看護研究は必要で，看護職として看護研究をすることは当然のことでもある．

看護実践（看護教育）のためのケアの場における研究に焦点をあてて論を進める．

看護研究に必要な倫理的配慮

看護研究を進めるうえで研究の対象者となる者の多くは患者や看護師，看護学生などであろう．こうした場合，研究対象者となった人の権利の擁護が重要となることはいうまでもない．しかし，過去にはこのような擁護がなされなかったことがあった．"研究対象者の権利の擁護"という考えに至った経緯を述べる．

研究対象者の権利の擁護について取り組むようになった動機

過去には行き過ぎた医学実験の例がいくつかある．そのなかでも特別な例としてはナチスの医師団たちによって行われた捕虜への残虐な人体実験や，米国のアラバマ州メイコンで黒人を対象に行われたタスキギー事件などがある．

ナチスの事件は人間の信頼を裏切るもので反倫理的で反道徳的な犯罪として厳しく批判され，その反省に立って，非人道的な人体実験によらないワクチン開発など，人権を配慮した研究開発のありかたが勧告された[3]．

COLUMN

The Florence Nightingale Pledge
ナイチンゲール誓詞[1]

米国デトロイト州ハーパー病院看護学校のグレッターがナイチンゲールに敬意を表して，1893年にヒポクラテスの誓いを参考にしつつ，職業倫理規定の当時の必要性を背景に書かれたものである．

I solemnly pledge myself before God, and in the presence of this assembly : to pass my life in purity and to practice my profession faithfully.

私はここに集まった人々の前に厳かに誓います．わが生涯を清く過ごし，わが任務を忠実に尽くします．

I will abstain from whatever is deleterious and mischievous, and will not take or knowingly administer any harmful drug.

私はすべて毒あるもの害あるものを絶ち，悪い薬を用いたり，それを知りつつ人に与えることはいたしません．

I will do all in my power to maintain and elevate the standard of my profession and will hold in confidence all personal matters committed to my keeping and all family affairs coming to my knowledge in the practice of my calling.

私はわが力の限り，わが専門職業の水準を維持し，さらに高めることに努めます．また，職務で取り扱う人びとの私事のすべてや自分の知り得た家族の内事のすべてを他人にもらしません．

With loyalty will I endeavor to aid the physician in his work and devote myself to the welfare of those committed to my care.

私は心より医師の仕事を助け，私の手に託された人びとの幸福のために身を捧げます．

このような医師たちを裁くためにニュールンベルグで裁判が開かれ，この裁判から研究における個人の権利の擁護に関する決議が行われた．被験者に"知る権利""拒否する権利""自発的同意"を認めたものであり，現在のインフォームドコンセントへと発展した[3]．これがニュールンベルグ綱領（1947）である．

　一方，タスキギー事件は梅毒の長期症状に関する研究で，治療を施さないグループには特効薬のペニシリン発見以降も与薬治療を行わず，半強制的に検査だけを行い，死亡すると解剖にまわすなど黒人男性399人が被害にあったとされる[4]．この問題は人種差別によるものと内部で倫理的責任が指摘されながらも無視されて続けられたことで，科学者の専門性に対する権威と信頼を揺るがす出来事として記憶されている[4]．

　これらの事件を踏まえながらニュールンベルグ綱領を継続するかたちで医科学研究に携わる医師への勧告として，第18回世界医師会総会においてヘルシンキ宣言が決議された(1964)．ここでは，医学実験や研究に着手する場合，その対象となる者へのインフォームドコンセントが必須要件となった．また，ヘルシンキ宣言は何度か修正を重ね2000年に至ってさらに改訂されて，研究対象者の権利が厳しく求められるようになった(p82,83参照)．日本の医科大学の多くもこのヘルシンキ宣言を基本方針として尊重している．また，国際的には臨床研究の考え方とその倫理性の保持のためには倫理委員会活動は必須であるとされた．看護研究にあっては患者に及ぼす危険の種類と程度は医学研究とは異なるであろうが，日本の看護関係学会などでもヒトや動物が対象となる研究では倫理的配慮をし，またその旨を論文中に明記することが義務づけられる方向に進んでいる．

看護研究に必要な倫理

　たとえば痛みをもつ患者を対象にした研究を始めようとした場合，それは研究としての意義はあるのか，研究のためとはいえ痛みをもつ患者にこれ以上の苦痛を負わせたくないという気持ちが看護師としてはわく．

　しかし，痛みのケアを発展させるためには是非ともその研究は必要で患者の協力も必須であり，必然的に対象者である患者に研究の協力を依頼しなければ研究は始まらない．そうであるならば，患者に安全で，もし苦痛を与えてもどの程度の苦痛なら協力が得られるかなど，倫理的視点から対象者の意思を確認する必要がある．

　第一が，研究対象者の権利の核心でもあるが，対象者を尊重した対象者の自由な意思のもとに研究協力の承諾を得ることである．この権利の根拠になるのが自己決定がうまく機能するインフォームドコンセントである．また，研究に協力しなくても患者の治療や看護には一切影響なく医療が継続されること，また，どの時点でも研究協力を拒否してもよいという自由

ヘルシンキ宣言（日本医師会訳）

人間を対象とする医学研究の倫理的原則

1964年 6月第18回WMA総会（ヘルシンキ，フィンランド）で採択
1975年10月第29回WMA総会（東京，日本）で修正
1983年10月第35回WMA総会（ベニス，イタリア）で修正
1989年 9月第41回WMA総会（九龍，香港）で修正
1996年10月第48回WMA総会（サマーセットウェスト，南アフリカ）で修正
2000年10月第52回WMA総会（エジンバラ，スコットランド）で修正
2002年10月WMAワシントン総会（米国）で修正（第29項目明確化のため注釈追加）
2004年10月WMA東京総会（日本）で修正（第30項目明確化のため注釈追加）
2008年10月WMAソウル総会（韓国）で修正
2013年10月WMAフォルタレザ総会（ブラジル）で修正

序文

1. 世界医師会（WMA）は，特定できる人間由来の試料およびデータの研究を含む，人間を対象とする医学研究の倫理的原則の文書としてヘルシンキ宣言を改訂してきた．
本宣言は全体として解釈されることを意図したものであり，各項目は他のすべての関連項目を考慮に入れて適用されるべきである．

2. WMAの使命の一環として，本宣言は主に医師に対して表明されたものである．WMAは人間を対象とする医学研究に関与する医師以外の人々に対してもこれらの諸原則の採用を推奨する．

一般原則

3. WMAジュネーブ宣言は，「私の患者の健康を私の第一の関心事とする」ことを医師に義務づけ，また医の国際倫理綱領は，「医師は，医療の提供に際して，患者の最善の利益のために行動すべきである」と宣言している．

4. 医学研究の対象とされる人々を含め，患者の健康，福利，権利を向上させ守ることは医師の責務である．医師の知識と良心はこの責務達成のために捧げられる．

5. 医学の進歩は人間を対象とする諸試験を要する研究に根本的に基づくものである．

6. 人間を対象とする医学研究の第一の目的は，疾病の原因，発症および影響を理解し，予防，診断ならびに治療（手法，手順，処置）を改善することである．最善と証明された治療であっても，安全性，有効性，効率性，利用可能性および質に関する研究を通じて継続的に評価されなければならない．

7. 医学研究はすべての被験者に対する配慮を推進かつ保証し，その健康と権利を擁護するための倫理基準に従わなければならない．

8. 医学研究の主な目的は新しい知識を得ることであるが，この目標は個々の被験者の権利および利益に優先することがあってはならない．

9. 被験者の生命，健康，尊厳，全体性，自己決定権，プライバシーおよび個人情報の秘密を守ることは医学研究に関与する医師の責務である．被験者の保護責任は常に医師またはその他の医療専門職にあり，被験者が同意を与えた場合でも，決してその被験者に移ることはない．

10. 医師は，適用される国際的規範および基準はもとより人間を対象とする研究に関する自国の倫理，法律，規制上の規範ならびに基準を考慮しなければならない．国内的または国際的倫理，法律，規制上の要請がこの宣言に示されている被験者の保護を減じあるいは排除してはならない．

11. 医学研究は，環境に害を及ぼす可能性を最小限にするよう実施されなければならない．

12. 人間を対象とする医学研究は，適切な倫理的および科学的な教育と訓練を受けた有資格者によってのみ行われなければならない．患者あるいは健康なボランティアを対象とする研究は，能力と十分な資格を有する医師またはその他の医療専門職の監督を必要とする．

13. 医学研究から除外されたグループには研究参加への機会が適切に提供されるべきである．

14. 臨床研究を行う医師は，研究が予防，診断または治療する価値があるとして正当化できる範囲内にあり，かつその研究への参加が被験者としての患者の健康に悪影響を及ぼさないことを確信する十分な理由がある場合に限り，その患者を研究に参加させるべきである．

15. 研究参加の結果として損害を受けた被験者に対する適切な補償と治療が保証されなければならない．

リスク，負担，利益

16. 医療および医学研究においてはほとんどの治療にリスクと負担が伴う．
人間を対象とする医学研究は，その目的の重要性が被験者のリスクおよび負担を上まわる場合に限り行うことができる．

17. 人間を対象とするすべての医学研究は，研究の対象となる個人とグループに対する予想し得るリスクおよび負担と被験者およびその研究によって影響を受けるその他の個人またはグループに対する予見可能な利益とを比較して，慎重な評価を先行させなければならない．
リスクを最小化させるための措置が講じられなければならない．リスクは研究者によって継続的に監視，評価，文書化されるべきである．

18. リスクが適切に評価されかつそのリスクを十分に管理できるとの確信を持てない限り，医師は人間を対象とする研究に関与してはならない．
潜在的な利益よりもリスクが高いと判断される場合または明確な成果の確証が得られた場合，医師は研究を継続，変更あるいは直ちに中止すべきかを判断しなければならない．

社会的弱者グループおよび個人

19. あるグループおよび個人は特に社会的な弱者であり不適切な扱いを受けたり副次的な被害を受けやすい．
すべての社会的弱者グループおよび個人は個別の状況を考慮したうえで保護を受けるべきである．
20. 研究がそのグループの健康上の必要性または優先事項に応えるものであり，かつその研究が社会的弱者でないグループを対象として実施できない場合に限り，社会的弱者グループを対象とする医学研究は正当化される．さらに，そのグループは研究から得られた知識，実践または治療からの恩恵を受けるべきである．

科学的要件と研究計画書

21. 人間を対象とする医学研究は，科学的文献の十分な知識，その他関連する情報源および適切な研究室での実験ならびに必要に応じた動物実験に基づき，一般に認知された科学的諸原則に従わなければならない．研究に使用される動物の福祉は尊重されなければならない．
22. 人間を対象とする各研究の計画と実施内容は，研究計画書に明示され正当化されていなければならない．
研究計画書には関連する倫理的配慮について明記され，また本宣言の原則がどのように取り入れられてきたかを示すべきである．計画書は，資金提供，スポンサー，研究組織との関わり，起こり得る利益相反，被験者に対する報奨ならびに研究参加の結果として損害を受けた被験者の治療および／または補償の条項に関する情報を含むべきである．
臨床試験の場合，この計画書には研究終了後条項についての必要な取り決めも記載されなければならない．

研究倫理委員会

23. 研究計画書は，検討，意見，指導および承認を得るため研究開始前に関連する研究倫理委員会に提出されなければならない．この委員会は，その機能において透明性がなければならず，研究者，スポンサーおよびその他いかなる不適切な影響も受けず適切に運営されなければならない．委員会は，適用される国際的規範および基準はもとより，研究が実施される国または複数の国の法律と規制も考慮しなければならない．しかし，そのために本宣言が示す被験者に対する保護を減じあるいは排除することを許してはならない．
研究倫理委員会は，進行中の研究をモニターする権利を持たなければならない．研究者は，委員会に対してモニタリング情報とくに重篤な有害事象に関する情報を提供しなければならない．委員会の審議と承認を得ずに計画書を修正してはならない．研究終了後，研究者は研究知見と結論の要約を含む最終報告書を委員会に提出しなければならない．

プライバシーと秘密保持

24. 被験者のプライバシーおよび個人情報の秘密保持を厳守するためあらゆる予防策を講じなければならない．

インフォームド・コンセント

25. 医学研究の被験者としてインフォームド・コンセントを与える能力がある個人の参加は自発的でなければならない．家族または地域社会のリーダーに助言を求めることが適切な場合もあるが，インフォームド・コンセントを与える能力がある個人を本人の自主的な承諾なしに研究に参加させてはならない．
26. インフォームド・コンセントを与える能力がある人間を対象とする医学研究において，それぞれの被験者候補は，目的，方法，資金源，起こり得る利益相反，研究者の施設内での所属，研究から期待される利益と予測されるリスクならびに起こり得る不快感，研究終了後条項，その他研究に関するすべての面について十分に説明されなければならない．被験者候補は，いつでも不利益を受けることなしに研究参加を拒否する権利または参加の同意を撤回する権利があることを知らされなければならない．個々の被験者候補の具体的情報の必要性のみならずその情報の伝達方法についても特別な配慮をしなければならない．
被験者候補がその情報を理解したことを確認したうえで，医師またはその他ふさわしい有資格者は被験者候補の自主的なインフォームド・コンセントをできれば書面で求めなければならない．同意が書面で表明されない場合，その書面によらない同意は立会人のもとで正式に文書化されなければならない．
医学研究のすべての被験者は，研究の全体的成果について報告を受ける権利を与えられるべきである．
27. 研究参加へのインフォームド・コンセントを求める場合，医師は，被験者候補が医師に依存した関係にあるかまたは同意を強要されているおそれがあるかについて特別な注意を払わなければならない．そのような状況下では，インフォームド・コンセントはこうした関係とは完全に独立したふさわしい有資格者によって求められなければならない．
28. インフォームド・コンセントを与える能力がない被験者候補のために，医師は，法的代理人からインフォームド・コンセントを求めなければならない．これらの人々は，被験者候補に代表されるグループの健康増進を試みるための研究，インフォームド・コンセントを与える能力がある人々では代替して行うことができない研究，そして最小限のリスクと負担のみ伴う研究以外には，被験者候補の利益になる可能性のないような研究対象に含まれてはならない．
29. インフォームド・コンセントを与える能力がないと思われる被験者候補が研究参加についての決定に賛意を表することができる場合，医師は法的代理人からの同意に加えて本人の賛意を求めなければならない．被験者候補の不賛意は，尊重されるべきである．
30. 例えば，意識不明の患者のように，肉体的，精神的にインフォームド・コンセントを与える能力がない被験者を対象

とした研究は，インフォームド・コンセントを与えることを妨げる肉体的・精神的状態がその研究対象グループに固有の症状となっている場合に限って行うことができる．このような状況では，医師は法的代理人からインフォームド・コンセントを求めなければならない．そのような代理人が得られず研究延期もできない場合，この研究はインフォームド・コンセントを与えられない状態にある被験者を対象とする特別な理由が研究計画書で述べられ，研究倫理委員会で承認されていることを条件として，インフォームド・コンセントなしに開始することができる．研究に引き続き留まる同意はできるかぎり早く被験者または法的代理人から取得しなければならない．

31. 医師は，治療のどの部分が研究に関連しているかを患者に十分に説明しなければならない．患者の研究への参加拒否または研究離脱の決定が患者・医師関係に決して悪影響を及ぼしてはならない．

32. バイオバンクまたは類似の貯蔵場所に保管されている試料やデータに関する研究など，個人の特定が可能な人間由来の試料またはデータを使用する医学研究のためには，医師は収集・保存および／または再利用に対するインフォームド・コンセントを求めなければならない．このような研究に関しては，同意を得ることが不可能か実行できない例外的な場合があり得る．このような状況では研究倫理委員会の審議と承認を得た後に限り研究が行われ得る．

プラセボの使用

33. 新しい治療の利益，リスク，負担および有効性は，以下の場合を除き，最善と証明されている治療と比較考量されなければならない：

証明された治療が存在しない場合，プラセボの使用または無治療が認められる；あるいは，

説得力があり科学的に健全な方法論的理由に基づき，最善と証明されたものより効果が劣る治療，プラセボの使用または無治療が，その治療の有効性あるいは安全性を決定するために必要な場合，

そして，最善と証明されたものより効果が劣る治療，プラセボの使用または無治療の患者が，最善と証明された治療を受けなかった結果として重篤または回復不能な損害の付加的リスクを被ることがないと予想される場合．

この選択肢の乱用を避けるため徹底した配慮がなされなければならない．

研究終了後条項

34. 臨床試験の前に，スポンサー，研究者および主催国政府は，試験の中で有益であると証明された治療を未だ必要とするあらゆる研究参加者のために試験終了後のアクセスに関する条項を策定すべきである．また，この情報はインフォームド・コンセントの手続きの間に研究参加者に開示されなければならない．

研究登録と結果の刊行および普及

35. 人間を対象とするすべての研究は，最初の被験者を募集する前に一般的にアクセス可能なデータベースに登録されなければならない．

36. すべての研究者，著者，スポンサー，編集者および発行者は，研究結果の刊行と普及に倫理的責務を負っている．研究者は，人間を対象とする研究の結果を一般的に公表する義務を有し報告書の完全性と正確性に説明責任を負う．すべての当事者は，倫理的報告に関する容認されたガイドラインを遵守すべきである．否定的結果および結論に達しない結果も肯定的結果と同様に，刊行または他の方法で公表されなければならない．資金源，組織との関わりおよび利益相反が，刊行物の中には明示されなければならない．この宣言の原則に反する研究報告は，刊行のために受理されるべきではない．

臨床における未実証の治療

37. 個々の患者の処置において証明された治療が存在しないかまたはその他の既知の治療が有効でなかった場合，患者または法的代理人からのインフォームド・コンセントがあり，専門家の助言を求めたうえ，医師の判断において，その治療で生命を救う，健康を回復するまたは苦痛を緩和する望みがあるのであれば，証明されていない治療を実施することができる．この治療は，引き続き安全性と有効性を評価するために計画された研究の対象とされるべきである．すべての事例において新しい情報は記録され，適切な場合には公表されなければならない．

な意思が尊重されることがたいせつである.

　第二としては，プライバシーの保護がある．収集された情報の保持をどうするかである．個人情報の取り扱いに関する基本的事項を定めた法律に関しては，コラム参照（p102）．

　このように，研究対象者となる人たちの権利を擁護するために看護研究を行う場合，これから行われようとする研究について審査（詳しく調べて適否や優劣などを決める；広辞苑）をする，看護研究のための倫理審査委員会が必要となる．これが教育・研究・医療機関などのそれぞれの場，大学であるならば大学における看護研究倫理審査委員会で審査され，許可されたものが，また病院などの臨地の場で再度の審査を受けることになる．

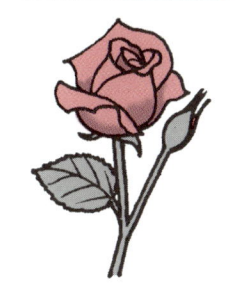

COLUMN　医学研究の基盤となるもの

　"ニュールンベルグ倫理綱領"や"ヘルシンキ宣言"は，ナチスに代表される過去の非人間的な人体実験に対する反省から出発した．その内容は，医学の進歩にはヒトを対象とする研究が必要であることを認めたうえで，その研究がなされるにあたっての基本原則からなっている．まず第一に被験者の研究協力への同意が必須であることがあげられている．その同意も，強制や圧力がかかるなかで得られたものであってはならないこと，すなわち被験者が研究の目的・方法，被験者が被るかもしれない利益不利益などを理解し，そのうえでの自由な意思による同意でなければならないのである．研究協力を拒否してもそれによって不利益を被ることはなく，協力したものの途中でやめる場合にも不利益を被ることはない．また研究は有資格者によってなされねばならず，ヒトを被験者とする研究が真に必要と認められる内容であること，動物実験を経ていることなどがあげられている．この基本原則は現在もかわらない．

　しかし今日，従来以上に，被験者の人権擁護と広範な倫理的配慮が強く求められている．それは医学研究の対象が大きく変わってきたからでもある．2000年エジンバラで修正された"ヘルシンキ宣言"は，上記の基本原則に加えて，これからの最先端の医学研究の推進を勘案したものとなった．その一つは遺伝子解析研究・治療や再生医療が視野に入れられていることである．そこでは「個人を特定できるヒト由来の材料および個人を特定できるデータ」が扱われること，研究の対象者として病気の人だけではなく現在健康な人をも含む広範な人びと，とりわけ「弱い立場にあり，特別な保護を必要とする研究対象集団」が含まれることも明記された．また，これからの研究が経済的利潤をうむ可能性が大きいこと，それによって格差がさらに広がる可能性が懸念されることから，経済的利益への配慮も加筆された．さらに2008年ソウル大会における修正では，すべての臨床研究を被験者募集前にデータベースへ登録する義務を記した項目，積極的結果だけでなく消極的結果および結論に達しない結果も公表すべきだとする項目が加えられた．医学研究にはより一層の透明性と公正さが求められているのである．

　今後，医療へのニーズはますます多様化するものと予想される．それに伴って，医療の分野では上にあげたような医学研究だけではなく，看護学などほかの学問分野からの研究もますます重要になってくるだろう．研究について総じていえることは，患者や被験者の理解と自発的同意を得たうえでのものでなければならず，そのためには患者の人権擁護，とりわけ個人情報の保護を含むプライバシー権の尊重がきわめて重要だということである．研究者の側からすれば，当該施設に設置されている倫理審査委員会への申請なども含めて従来より煩雑な手続きが必要になると感じられるかもしれない．だが，被験者に理解され，社会的に認められる研究や治療を推進することこそが，医学・医療が進むべき正道であり，結局のところは近道でもあるだろう．医療者には医療現場だけではなく，研究においても高い倫理的意識と自覚が求められているのである．

　患者の権利に関する宣言としては1981年の"リスボン宣言"が有名であるが，そこでは"尊厳のうちに死ぬ権利"が認められている．医療技術の開発に伴って患者自身が自己決定すべき内容も広がっているといえる．

臨床の現場における研究と倫理

現状と今後の課題

　当院では臨床の看護職者による看護研究活動が盛んである．

　対外的な学会に提出するものは，看護部内で教育委員会により予演会を実施し，検討を加えたり，日本看護協会学会検討委員会から出されている看護研究における倫理的配慮に関する提言(月刊看護1995年2月号)の全文をチェックの基準として活用し対応をしているが，時には締め切りまでの時間切迫などの研究者サイドの事情などから決して満足のゆく状態ではない．

　1995年に日本看護協会学会検討委員会が行った看護研究における倫理的配慮に関する提言では，以下のような点に留意するよう述べている．

① 看護学として，研究の目的は適切，明確であり，研究の方法，デザインはその目的にかなったものであること．
② 研究実施計画，データ収集法は研究の目的に照らし，対象者に与える負荷が最小限となるように設定されていること．
③ 研究対象者の選択と対象者の研究参加の承諾を得るにあたり，対象者が心情的に拘束されることのないように，自由で平等な立場で参加が決められるように配慮すること．研究への参加決定が自由意思で行われるとともに，拒否も自由であり，不参加，あるいは中断によってなんら不利益を被らない保証をすること．
④ 研究の目的および対象者に課せられる負担，影響については，すべてはっきり説明すること．対象者に情報を伏せておくことが許されるのは，研究の目的上必要不可欠と認められる最小限に限ること．
⑤ 研究の発表にあたっては，対象者のプライバシー保護に配慮し，また，個人が特定できるようなケースでは，本人の承諾が不可欠であること．
⑥ これらの倫理的検討は，当人が行っただけでは不十分であり，研究指導者，あるいは数名の関係者，有識者で構成される委員会で検討することが望ましい．

　その対策として，以下の点をあげている．

① 各研究，教育，医療機関が研究倫理に関するガイドラインをもつこと．
② 研究に関する教育，指導体制を充実すること．
③ 研究計画を倫理的に審査する機構または委員会を設けることなどを推進することが望まれる．

　2004年7月に日本看護協会は看護研究における指針を示した．その中で看護研究の指針となる倫理の原則；善行(無害)，人間としての尊厳の尊重，誠実，公正，真実性，機密保持の倫理原則を❶に，また，特別な配慮を必

❶ **看護研究の指針となる倫理の原則**
善行（無害），人間としての尊厳の尊重，誠実，公正，真実性，機密保持の倫理原則[5]

倫理原則	解説
善行（無害） Beneficence Non-malfeasance	研究対象者に害を与えないこと，研究対象者ならびに社会の人々に対し「よいこと」を行うという倫理原則である．研究対象者の安全確保を最優先させ，身体的・精神的侵襲に対し十分な配慮を行うことが重要である．また，研究に参加することにより対象者にどのような害が起こりうるかを十分に検討し，潜在的な不利益を明らかにした上で対象者に説明する．研究実施に際しては，研究について十分な知識がある人が携わること，研究の途中であっても不都合が生じた場合には中断することなどが含まれる．研究に参加することによる個人への直接の利益はもちろん，この研究成果が社会や他の人の健康にも貢献することが含まれる．
人間としての尊厳の尊重 Respect human dignity	自己決定の権利ならびに研究に関する情報を得る権利を保障することである．他者からの圧力や不参加による不利益を被ることなく，自己の自由な意思で研究への参加・不参加を決めることができるよう配慮する．
誠実 Fidelity	研究者と対象者との間に「信頼関係」を築くという倫理原則で，研究に関して事前に十分な説明をして，それを守り，研究対象者が抱く信頼や期待を裏切らないことを意味する．
公正 Justice	研究対象者に対し「公正」に「正当」に対応するという倫理原則で，研究対象者の選択，参加・不参加の決定，研究による利益等で，人種や年齢，経済的状態等による差別を受けないことを意味する．研究実施前・中・後を通して公正に適切なケアを受ける権利を保障するものである．
真実性 Veracity	対象者に対して「真実を述べる」という倫理原則で，対象者に対して正直であり，予測される利益や不利益についてきちんと情報提供するということである．
機密保持 Confidentiality	「プライバシーを守る」という倫理原則で，研究期間中に得られる個人情報を本人の許可なく他にもらさないこと，研究のプロセスにおいて，また，公表にあたり個人が特定できないような配慮を行うことが含まれている．

● ICN（国際看護師協会）：看護研究のための倫理のガイドライン，1996．をもとに作成

❷ **特別な配慮を必要とする研究対象者**
これらの人を研究対象にする場合は，研究参加への同意を得る際に特別な配慮を必要とする[5]

可能性のある対象者	理由	対応
患者・学生・スタッフ 妊婦 高齢者 社会的弱者 受刑者	自由な意思で決断することが難しい	・直接利害関係のある人が研究の説明・承諾に携わらない． ・不利益を被ることなく，研究参加を拒否できるような配慮を行う．
新生児・乳幼児・児童 死に直面している人 精神を病む人・認知症高齢者 精神発達障害のある人 意識障害のある人 セデーション（鎮静）を受けている人	理解力・判断力が十分でないために主体的な決断が難しい	・可能な限り本人から同意を得る．本人から同意を得ることが不可能あるいは困難な場合は，予め倫理審査委員会等による審査・承認を受けたうえで，代諾者からの同意を得る．

● ICN（国際看護師協会）：看護研究のための倫理のガイドライン，1996．をもとに作成

要とする研究対象者についてを❷に示す．

　当院では特定機能病院・大学病院であるため，看護学部の臨床研究や外部からの研究協力の要請も数多くある．それらに対しては，看護管理の立場から再度検討する．

審査内容
教育・研究・医療機関で行われる審査委員会

　看護研究を行う者（研究者）は，研究計画書とそのなかに研究対象者の権利がどのように擁護されるかに関する具体的な倫理的配慮について所属機関の倫理審査委員会に申請する．審査委員会がこれを審議する．審査委員会はその領域に造詣のある適任者や看護分野の各系を代表する者から構成される．もし，審査される研究がメンバーの所属のものであれば当該構成メンバーは通常参加しない．委員会での討議は研究方法の不備などに関する意見の討議ではなく，研究対象者が十分に研究内容を知ったうえで承諾するよう，また，その研究に用いられる質問表や面接の内容，心理テスト用紙などすべてを含め，次のような視点から審議する．

① 研究目的は看護の研究として適切で明確であること．また，研究方法はその目的を達成するためにふさわしいものであること．
② 研究計画ならびにデータ収集は研究対象者にとって安全であるよう，また，研究対象者に及ぼす負担が最小限になるよう配慮され設定されていること．
③ 研究対象者が被る負担や不利益の可能性と影響について明確に説明されていること．
④ 研究者は，研究対象者が説明を受けた後も必要に応じて研究対象者の疑問や質問に答えられるよう配慮してあること．
⑤ 研究対象となる者の研究への参加を得るにあたり，研究対象者が心情的に拘束されることなく自由に決定できるよう配慮されていること．
⑥ 研究対象者の研究への参加中止が自由意思で表明できるよう配慮されていること．また，不参加や中止になっても何ら不利益を被らないよう保証されていること．
⑦ 分析や発表に関して個人が特定されない配慮がなされていること．
⑧ 収集したデータに関して保管を確実に行う配慮がなされていること．
⑨ 研究対象者に伏せられることが許される情報は，研究の目的上必要不可欠と認められる最小限の範囲に限られること．

❸ 研究協力のための説明文——参加観察法の例

平成　年　月　日

　　　　　様

　　　　　　　　研究協力のお願い

　私, ○○○○は臨床の看護師を経て, 現在大学院の修士課程で学んでおります. 患者様とかかわる中で, 患者様の訴えの聴き方が重要であることを痛感してきました. そこで, 患者様と看護者のかかわりかたを学ぶ目的で, 病院の看護部及び当病棟の看護者から許可をいただき, 看護者の援助の場面をみさせていただいております. 患者様におかれましても, 看護者の援助の場面に同席させていただくことになりますが, その旨ご理解をいただきたくお願い致します.

　当研究に協力したくないと思われる場合は, 受諾なさる必要はありません. そのことが患者様の入院生活や治療に影響することは一切ありません. また, 私に同席して欲しくない場面におきましては, そのことを看護者にお伝えいただければ席を外します. また, 研究の途中で, 研究への協力をとりやめることも自由であり, その申し出があった場合, 今までとった情報は使用致しません.

　当研究で得られた患者様に関する情報をみるのは研究者と指導教員だけです. 研究結果はこの研究の目的以外には使用しません. 論文や発表の中で個人が特定されることはありません. ご不明な点がありましたら, 下記の連絡先の研究者に随時お尋ねくださいますようお願い申し上げます.

　　　　　　　　　　　　　　　　　　研究者所属
　　　　　　　　　　　　　　　　　　研究者氏名　　○○○○
　　　　　　　　　　　　　　　　　　指導教員　　　△△△△
　　　　　　　　　　　　　　　　連絡先　住所
　　　　　　　　　　　　　　　　　　　　電話番号

ヒトを対象とする研究の具体的手続き

研究計画を作成する段階で考慮すること

① 対象者に及ぼす潜在的リスクを検討する.

② 対象者に及ぼす物理的・心理的負担をできるだけ小さくして, また, 具体的に説明する.

　たとえば, 看護技術の洗髪における看護師の手指の振動を物理的に測定するような場合, その振動を測る器具を患者に装着するが器具は安全で, 患者に及ぼす負担は少ないと研究者は考えても, 対象者である患者には現物をみせて説明するなどの配慮をする. また, 心理的なことを患者から聴取するような場合も, それが手術の前後であるような場合はその前後の各時点で説明をする.

③ 本人の意思の確認が可能な成人であること. これは自律の原則でいう, 対象者自身が誰からも影響や指図されることなく自由に意思を決める

❹ 研究参加者への説明文――実証的研究の例

平成　年　月　日

　　　　　様

研究参加のお願い

　私，○○○○は◇◇病棟の看護師です．かって，入浴できない患者様の洗髪をさせていただいたとき，看護者の手の動かし方により，患者様の頭に振動が大きく伝わり不快につながるのではないかということを体験しました．また，ある程度力を入れて洗うことで患者様のお気持ちがよくなるとも思います．
　そこでこの度，ベッド上で洗髪を受ける患者様を対象に実際に洗髪をさせていただき，洗髪における看護者の手の動かし方が，患者様の頭部にどのように振動を与えているのか，心理面についてもあわせて調査させていただき，患者様にとって安全で，気持ちのよい洗髪について検討したいと考えております．
　この方法は，看護師がいつも行う洗髪の方法で行います．洗髪を行う前後に13項目質問紙にお答えいただきます．洗髪時は額部（ひたい）に振動測定器（大きさ：3.4cm×4.0cm，重さ：20g）をつけていただき振動を測定いたしますが，振動測定器は身体に影響を及ぼすことはありません．
　途中でとりやめることも自由です．途中でとりやめた場合，それまでにとった情報はすみやかに消去いたします．この過程で得た情報はこの研究以外には使用いたしません．論文や発表の中で患者様のお名前がでることもありません．情報を知るのは研究者のみです．また，お断りをされても治療等で不利益を受けられるようなことは一切ありません．ご質問，ご意見などがございましたらいつでもお尋ね下さい．

　　　　　　　　　　　　　　　　　　研究者所属
　　　　　　　　　　　　　　　　　　研究者氏名　　○○○○
　　　　　　　　　　　　　　　連絡先　住所
　　　　　　　　　　　　　　　　　　電話番号

ことができるという権利に対して自ら責任をもつということを意味する．未成年者の場合には，理解が可能であれば未成年者と保護者の両者の意思を確認することが必要である．また，意識が明瞭でない対象者の場合は除外する．

④ プライバシーが保護されていること．
　ケア中の研究対象者へのプライバシーの保護に加え，データ収集やそのデータは誰がみるのか，また，そのデータはどこに保管されて，いつ消去されるのか．また，研究発表では個人名がわからないよう報告され，また，その人が特定できないよう，個人のプライバシーが保護されることである．

⑤ 研究によってもたらされる利益はあるのか．
⑥ 研究の妥当性を検討する．

❺ 承諾書の例

承諾書（患者様控）

　私は，別紙「研究協力のお願い」をもとに，この研究に関する説明を受けました．その際，不明なことは質問をしてその内容を理解いたしました．また，研究過程において，私のプライバシーが守られること，研究への協力は自由意思で，研究の途中いつでも中止できること，研究について不明な点は随時説明を求めることができることを理解いたしました．その上で研究の協力を承諾します．

　　研究協力者氏名　　　　　　　　　　　　　　平成　年　月　日
　　研究者氏名　　　　　　　　　　　　　　　　平成　年　月　日

······························切···り···取···り······························

承諾書（研究者控）

　私は，別紙「研究協力のお願い」をもとに，この研究に関する説明を受けました．その際，不明なことは質問をしてその内容を理解いたしました．また，研究過程において，私のプライバシーが守られること，研究への協力は自由意思で，研究の途中いつでも中止できること，研究について不明な点は随時説明を求めることができることを理解いたしました．その上で研究の協力を承諾します．

　　研究協力者氏名　　　　　　　　　　　　　　平成　年　月　日
　　研究者氏名　　　　　　　　　　　　　　　　平成　年　月　日

研究対象者への協力依頼

　どのような研究においても研究への協力文書を作成し，これを研究対象者に渡して説明をする．この文書はお願い文であることから丁寧にわかりやすく記載する．質問紙調査では，一般には承諾書はとらないが，それだけに研究対象者に協力する内容の意味が通じるよう，研究の目的や趣旨，プライバシーの保護について具体的に記載する．❸❹を参照されたい．

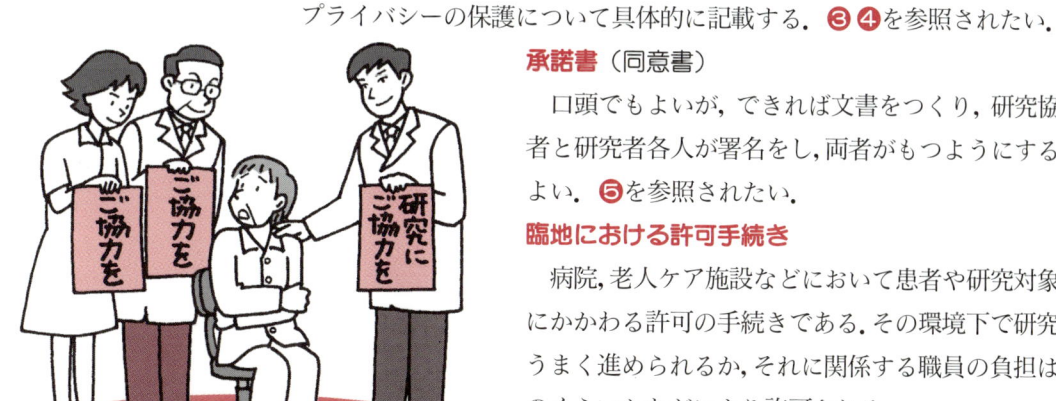

承諾書（同意書）

　口頭でもよいが，できれば文書をつくり，研究協力者と研究者各人が署名をし，両者がもつようにするとよい．❺を参照されたい．

臨地における許可手続き

　病院，老人ケア施設などにおいて患者や研究対象者にかかわる許可の手続きである．その環境下で研究がうまく進められるか，それに関係する職員の負担はどのくらいかなどにより許可される．

研究者の抱える倫理的ジレンマ

　研究を進めていく過程で研究者は倫理的ジレンマをもつことがあろう．まず，研究への協力を得る段階においても，研究参加者の知る権利は，研究者の知識の範囲のすべてに及ぶということではない．両者の知る範囲は両者それぞれの折り合いでしかない．研究について参加者が知ることはとても重要であり，参加者自身のデータが何の研究に使用されるのかを十分に知ることと，個人のプライバシーが保護されればよいのではないだろうか．また，参加するか否かを決めるのはあくまで参加者自身であるが，日本人の場合，今までの慣習からいってもおそらく研究者に相談をするだろう．その場合，研究者の本音としては参加して欲しいであろうが，不利益なく参加を中止できることを伝えるべきである．研究中に得た情報は第三者により特定されないように(個人がわからないように)するのが研究者としての義務であり，テープ起こしなどの作業を他人に依頼するときにも倫理的配慮が必要であろう．

　また，面接中に倫理的ジレンマをもつこともある．研究参加者によってつらい体験が話されたとき，研究者としてより多くのデータは欲しいが，実践者として面接を中断し必要な援助をするのかなどの意思決定を迫られることもあろう．研究参加への同意は常に進行形であることを考慮に入れ柔軟に研究を進めることである．

　また，参加者の観察過程においては幼児虐待のような問題が浮上する場合もあろう．このような場合，研究者としてあるいは看護者としてどう対応すればよいのであろうか．プライバシーを優先するのかそれとも関連機関へ通報するのか，研究を進めていくうえではこのようなジレンマが起きる可能性もあろう．しかし，看護学の研究者としては人間の尊厳を最優先し最善を尽くすことが重要であると考える．

引用文献
1) Kalisch PA and Kalisch BJ：The advance of American nursing, 3rd ed. JB Lippincott, Philadelphia, 1995, p114.
2) 内園耕二，小坂樹徳 監修：看護学大辞典，第4版．メヂカルフレンド社，1998，p342-343．
3) 医療倫理Q&A 刊行委員会 編(木阪昌知)：医療倫理Q&A．太陽出版，1998，p86．
4) 医療倫理Q&A 刊行委員会 編(宇佐神正明)：医療倫理Q&A．太陽出版，1998，p27．
5) 日本看護協会：看護研究における倫理指針，2004．

参考文献
1) 澤田愛子：看護研究における倫理．看護展望 26(2)：38-42，2001．
2) 黒田裕子：看護研究 step by step，第2版．学習研究社，2002，p216-226．
3) 小島通代ほか 訳：ドナ・ディアー看護研究．日本看護協会出版会，1984，p433-444．

CHAPTER 7 出生前診断（胎児診断）における倫理

学習目標
- 今後胎児診断の進むであろう方向を概観できる．
- 選択的中絶の意味を説明できる．
- 胎児診断によって判明する範囲を説明できる．
- 胎児診断の受診や出産についての決定主体の問題を説明できる．
- 胎児診断に反対する意見にはどのようなものがあるか説明できる．
- 胎児診断に賛成する意見にはどのようなものがあるか説明できる．
- 当事者の自己決定を尊重するとは具体的にどのようなことか，自分の考えを述べることができる．
- 胎児診断に際して，医療者がとるべき態度を説明できる．

はじめに　出生前診断は，出生前に胎児の異常を診断するものである（通常ヒトの外観を示すに至る胎生6〜8週を境としてそれ以前を胎芽，それ以後出産までを胎児とよぶ）．

これとは別に現在，着床する前に受精卵の段階で診断する受精卵診断（着床前診断）の技術も開発されている．特定の疾患に関して使用の是非が論じられているが，この方法は多くの人が用いるものとは考えられないので，ここでは胎児診断に限ってその倫理的問題を考察することにしたい．

胎児診断の技術

胎児診断に用いられる検査方法の代表的なものを ❶ に示す．

超音波断層法　最もよく用いられている方法である．超音波を用いて胎児の状態を画像でみる．非侵襲性であり定期検診に用いられるために，受ける側に胎児診断であるという認識がうまれにくいといわれている．遺伝的な異常はみつけることができない．

★1　0.2〜0.3%程度である．

羊水検査，絨毛検査　侵襲性があり，流産を誘発する危険性がある[*1]．

母体血清マーカー試験　血液採取で行われ，統計的に異常である確率を算出するものであり，異常である可能性が高いとされた場合は，羊水検査に進むことになる[*2]．

★2　2003年では羊水検査は1万件を超す程度と推定される．費用は15〜20万円くらい．

以上のように，診断技術の開発によって，従来ではわからなかった胎児の状態がわかるようになってきた．これからますます技術開発が続けられようとしているので，その方向性をまとめておきたい．

❶ 胎児診断に用いられる代表的な検査法

検査方法	検査内容	検査の目的（時期）
超音波断層法	●画像診断の一つ ●動画がリアルタイムで観察できる ●血流など色をつけて表示できる	●胎児発育（初期〜後期） ●先天異常の診断（初期〜後期） ●羊水量，胎盤の状態，臍帯巻絡の有無，胎児の血流（中期〜後期）
絨毛検査	●少量の絨毛を採取して分析する直接分析もできるが培養が必要なこともある	●胎児が染色体異常，代謝異常，DNA診断可能な疾患などに罹患していないか（初期）
羊水検査	●羊水中の細胞を培養して分析する	●胎児が染色体異常，代謝異常，DNA診断可能な疾患などに罹患していないか（初期〜中期）
母体血清マーカー試験	●母体血中の α-フェトプロテイン，hCG，エストリオール E_3 などの増減から，胎児がダウン症候群である確率を算出する	●胎児がダウン症候群である確率（初期〜中期）その他，エドワーズ症候群，無脳症，脊椎破裂も確率を算出できる

初期：妊娠15週ごろまで　中期：16〜27週ごろまで　後期：28週以降

　第一に画像診断がより一層進歩する可能性が考えられる．第二には母体血中の胎児細胞を用いる診断が導入される可能性が考えられる．母体血中には，ごく微量ながら胎児由来の細胞が含まれており，これを分離し，診断することができれば，母体血清マーカー試験のように確率を算出するのとは異なり，胎児の確実な遺伝情報を解析できることになる．また現在，母体血漿中の胎児DNAを用いる診断技術も研究されている．したがって，まだ技術的には問題が残されているものの，診断技術は，母体に対する負担がより少ない方法で，内容的にはより多くの疾患や遺伝情報や障害に関して，より精確に判断される方向に進むものと考えられる．多くの人が利用すれば，経済的にも安価になってゆくだろう．

選択的中絶と母体保護法

　胎児診断は，もともとは胎児も患者である可能性をもつ存在としてとらえ，胎児の状態を知り，早期に治療に結びつけようというものであった．しかし現実には，現在のところ治療法のない疾患も発見されるようになった．そこで最も倫理的な問題として提起されてきたのが，選択的人工妊娠中絶（選択的中絶）の是非である．通常の人工妊娠中絶とは異なり，選択的中絶とは，疾患や障害がなく健康である胎児ならば出産するが，そうでない場合には中絶することを指す．

　人工妊娠中絶は日本では"母体保護法"（1996年に優生保護法を改題）において次のように規定されている★．

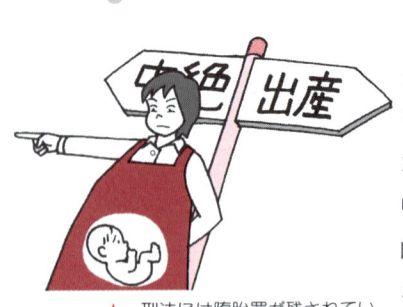

★　刑法には堕胎罪が残されている．自己堕胎罪（212条），同意堕胎罪（213条），業務上堕胎罪（214条），不同意堕胎罪（215条）からなる．

第十四条　都道府県の区域を単位として設立された社団法人たる医師会の指定する医師(以下「指定医師」という)は，次の各号の一に該当する者に対して，本人及び配偶者の同意を得て，人工妊娠中絶を行うことができる．
　　一　妊娠の継続又は分娩が身体的又は経済的理由により母体の健康を著しく害するおそれのあるもの
　　二　暴行若しくは脅迫によって又は抵抗若しくは拒絶することができない間に姦淫されて妊娠したもの

　ここには胎児の疾患や障害を理由に人工妊娠中絶を認める条項，いわゆる胎児条項はない．しかし実際には，通常の中絶同様，第一項の経済的理由を広く解釈することによって選択的中絶が行われている[★1]．参考までに人工妊娠中絶件数は，2011(平成23)年度は約20万件であった．2011年の出生数は約105万人である．

　この法律に関しては，選択的中絶は法的には認められていないが，実際には行われているのだから，胎児条項を法に盛り込むべきだという考え方も出されている[★2]．しかし法に明文化するということは，社会がそれを公認したことを意味するから，それは疾病や障害をもつ人に対する差別にあたるとして反対意見も強い[★3]．

[★1] 人工妊娠中絶は厚生労働省事務次官通達により通常は妊娠22週未満で行われる．しかし母体外で生命を保証することができない障害を負っている場合は22週以降でも法的には可能とする解釈もある．

[★2] たとえば日本母性保護産婦人科学会はこの見解を表明している．

[★3] 子どもを産むか産まないかは当事者である女性の自己決定権であることを主張する"SOSHIREN女(わたし)のからだから"や"日本脳性マヒ・全国青い芝の会"など障害者団体である．

胎児診断の倫理的問題

　選択的中絶も含めて胎児診断の賛否に入る前に，胎児診断が抱えているいくつかの倫理的問題点をあげておきたい．

🔴 診断内容

胎児診断で判明する範囲

　まず初めに確認しておかなければならないのは，胎児診断によってわかることはわずかであるという点である．今後どれだけ技術が開発されていくか，それを推し進める声がどれだけ高まるかはわからないが，少なくとも現在胎児がもつであろう疾患のすべてが判明するわけではない．また一つの疾患についてもすべてがわかるわけではない．たとえば，ダウン症候群は検査対象となっており，議論においてもしばしば取り上げられるが，現在の検査ではダウン症であることまではわかるが，どのような症状をもつのかまではわからない．また胎児にたとえ異常がないとしても，出産が100%安全であると保証されているわけではない．さらに重要なことは，たとえ胎児の状態がわかったとしても，生まれてからその子がどのように育つか，どのように成人するかといった将来のことは誰にもわからないとい

うことである．実際障害についていえば，障害者の半数以上は40歳を過ぎてから障害をもつに至った人びとであり，先天的に障害をもって生まれた人の割合は通常思い込まれているよりずっと低い[1]．

ところが，出生前の診断によってその胎児の一生が決められてしまうような幻想が語られやすい．そのようなイメージをつくり出す情報がメディアを通じて流されたりするが，情報を提供する医療者には，受け手であるクライアントに対して冷静な情報提供の姿勢がなくてはならない．

検査対象となる疾患

どのような疾患を検査対象にするのかという問題に対しても十分社会的な議論がなされているとは言い難い．現在治療法のない疾患や障害に関して情報があるほうがよいのか，それともないほうがよいのだろうか．これに対しては治療法のない疾患や障害はそもそも検査対象にすべきではないという意見がある．選択的中絶につながるような情報は好ましくないという判断である．しかし胎児の情報を知ることによって，たとえ治らない疾患や障害であっても，あるいは治らない疾患や障害であるからこそ事前に準備をして出産を迎えられると考える人も少数ではあるが存在する．一定の基準を社会的につくっておくべきだという意見も多い．もちろん胎児診断を受けるか否かは親が選択することであるが，知りたい人が知りたいだけの情報を受け取ることの善し悪しはわからない．現在でも重篤な伴性遺伝病の場合を除いて，男女の性別はわかっていても知らされないという原則にはなっている．これから遺伝子診断の技術が開発されるだろうから，問題は今より複雑になるだろう．たとえば肥満になりやすい体質がわかるとしても，そのような直接病気ではない情報に関してどこまで知ることが許されるだろうか．

🌸 情報

情報は，医師からクライアントに伝えられる．医師が先天異常や障害についてどの程度の知識をもっているのか懸念する声も大きい[2]．産婦人科医にとって先天異常は必ずしも専門領域ではない場合も多い．仮に医学的な専門知識は十分にもっているとしても，先天異常をもった子が成長していく過程をつぶさに知っているわけではない．それは医学的知識である以上に総合的な知識を必要とされるからである．

またクライアントのほうも，出産に対しての知識や胎児診断についての知識を十分もっているわけではない．それまでの生育過程や社会経験のなかで，先天異常や障害をもつ人びとに接する体験をまったくもたないという人びともまれではない．体験をもたない人にとっては，胎児に疾病や障害の可能性があるといわれれば，それだけで冷静に情報を求められなくな

---

[1] 障害者の人口全体に占める割合は，日本では4％，アメリカでは17％である．"障害"の基準が異なるためであり"障害"概念自体が社会によって構築されるものであることを示している．

[2] 厚生科学審議会先端医療技術評価部会・出生前診断に関する専門委員会"母体血清マーカー検査に関する見解"（1999年6月）では，同検査について"本来，医療の内容については，受診者に適切な情報を提供し，十分な説明を行った上でその治療を受けるかどうかを受診者自身が選択することが原則である"としながら"本検査には，(1)妊婦が検査の内容や結果について十分な認識を持たずに検査が行われる傾向があること，(2)確率で示された検査結果に対し妊婦が誤解したり不安を感じること，(3)胎児の疾患の発見を目的としたマススクリーニング検査として行われる懸念があることといった特質や問題点があり"さらに"現在，我が国においては，専門的なカウンセリングの体制が十分でないことを踏まえると，医師が妊婦に対して，本検査の情報を積極的に知らせる必要はない．また，医師は本検査を勧めるべきではなく，企業等が本検査を勧める文書などを作成・配布することは望ましくない"としている．しかし，妊婦から本検査の説明の要請があり，本検査を説明する場合には十分な注意をはらって行うこととし，注意点を列挙している．

ってしまい，現実とはそぐわないような想像に陥ってしまう可能性もある．また今日特殊合計出産率が示すように，一生の間に一人の女性が出産する回数が減っているので，メディアを通して出産は一大イベントのようにとらえられる風潮もある．

先天異常や障害に関してカウンセリング体制がまだ整っていないという現状もある．ダウン症児をもつ親の会などの調査によると，疾患や育児についての情報で最も有益であったのは同じ子をもつ親からの情報であるが，親からの情報を得るための方法なども検査を行う病院側に十分用意されているとは言い難い．

決定主体

胎児診断を受けるかどうか，その結果をどう受け止めるのか，出産するのか，中絶するのかを決めるのは誰なのだろうか．親である．実際に出産するのは女性だから，女性に自己決定権があると考えるのは当然ではある．しかし，その権利の範囲や優先性をめぐってはいくつかの考え方がある．

一つはあくまでも女性に自己決定権があるとする考え方である．子どもをもつか否かの選択権は女性にあるのだから，選択的中絶に関しても通常の中絶同様女性が決めてよいという考え方である．二つめは出産も育児もカップルの選択であり責任であるからカップルに決定権があるとする考え方である．また出産にかかわる全員，両親，兄弟，姉妹（胎児の）などの利益を考えるという考え方もある．この場合すべての関係者に同じ権利があるのではなく，生まれてくる子にかかわるかかわり方の度合いに応じて決定権の強さにも差を認めるものと考えるのである．

実際，育児には母親父親だけではなく，そのまわりを取り巻く人びともかかわってくる．そこで，善意からではあるかもしれないが，子からみると祖母にあたる人が，胎児診断や出産に積極的に関与してくるケースもみ

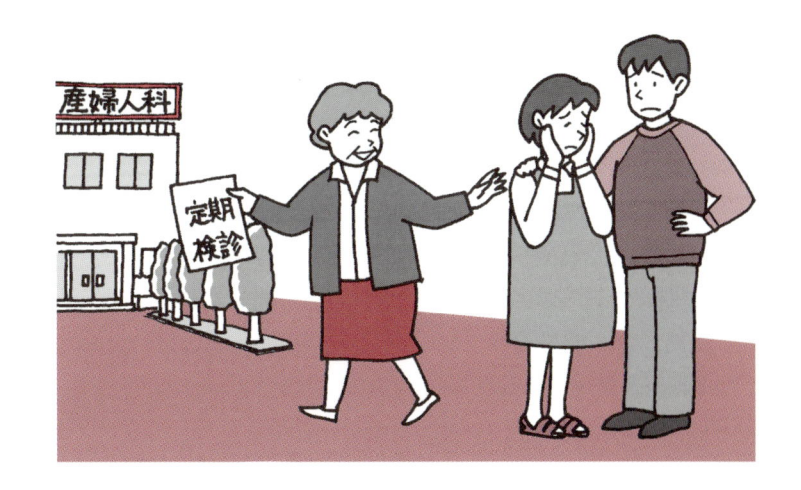

られる．しかしあくまでも決定の主体は，親である母親あるいはカップルであるべきだろう．

胎児の権利

　判断する主体は現在のところ一応母親あるいは両親である．ところが決められるのは胎児の生命なのであって，両親の生命ではない．胎児が生きる権利をもつとすれば，中絶は母親あるいは両親と胎児の権利の衝突と考えられる．

　胎児といっても妊娠初期，中期，後期では胎児の状態も変化している．そこで，胎児がいつからヒトなのかという議論も生じてくることになる．生物学的に判断して受精からという見解もある．着床の時期，神経組織が形成される時期，胎動が感じられる時期，母体外での生存が可能となる時期など，それぞれの時期以降からヒトとみなすべきだという見解もある．また生きる権利という道徳的権利を主張しうるのはそれなりの自己意識が形成されてからであるという，いわゆるパーソン論*もある．さらに，胎児は母親との関係のなかで子として認められるのだから，母親が胎児をわが子と感じたときだという考え方もある．

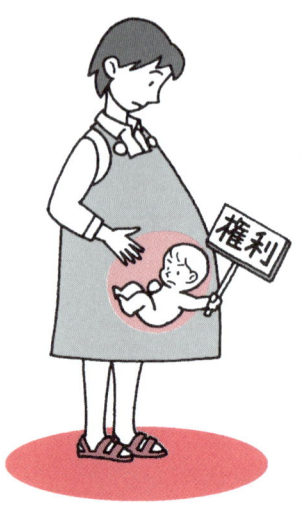

★　マイケル　トゥーリー"嬰児は人格を持つか"などに代表される見解である．加藤尚武・飯田亘之編"バイオエシックスの基礎ー欧米の「生命倫理」論" 1988 収録．

胎児診断の賛否

　前項までにあげた倫理的問題点や争点を踏まえて，現時点で展開されている賛成論と反対論をみておきたい．

　推進反対論は，胎児診断が進められ，広範に行われることになれば，選択的中絶が増えていくだろうと予測し，以下のような危惧の念を表明している．

- 個々の人の生きる価値を，胎児の段階のわずかな情報で決めてしまうことになる．
- 選択的中絶は個人個人の選択にまかされているといっても，選択的中絶が増えれば，出産するという選択肢は選びにくくなり，個人の選択は実質的には保証されなくなるだろう．
- 選択的中絶が増えれば，特定の疾患や障害に対する社会の偏見や差別をますます固定的にし，さらには拡大していくことになるだろう．それは現に生きている同じ疾患をもつ人びとや障害をもつ人びとを差別することと同じである．
- その結果，胎児診断は優生思想を実現してしまうだろう．優生思想とは，人間の質を価値評価し，優良とされる生命を増やし，劣等とされる生命を抹消しようとするもので，これはすべての生命は等しく尊重されなければならないという理念に反するものである．優生思想は生命の差別化であるから，それは階級や民族を理由とするほかの差別に

もつながるものである．

　これに対して推進賛成論の主張は，胎児診断を自己決定に基づいて受けるかどうかを選択する選択肢の一つとして認めるとするものである．

- 生殖や出産はあくまでも当事者の自己決定権にゆだねられるべきである．
- 疾患や障害を理由に中絶することは，今生きている同じ疾患をもつ人や障害をもつ人に対して"生まれてこなければいい"と否定的価値づけを行うこととは次元の異なる問題である．なぜなら胎児はヒトとなりうる存在ではあるが，しかしまだヒトではないから，胎児と現に生きている人間を同列に論じることは誤りである．個人個人の選択の自由を保証し選択的中絶を認めることと，現にある差別を撤廃していかなければならないと考えることは両立する．
- 胎児診断によって生まれてくる子の質を選択するに際して，個人個人が選択するのであれば，それは自由な意思に基づくものであって，過去の優生政策のように国家によって強制されたものとは異なる[1]．

わが国ではあまりみかけないが，理論的にはさらに積極的に推進しようという賛成論もある．

- 生まれてくる子の質を選ぶことは積極的に保証されるべき親の権利である[2]．これにはもちろん親が疾病や障害があっても産むという選択をする可能性も含まれる．
- 健康に生まれてくることは子の権利である．技術が開発され，従来はわからなかったことがわかるようになったのだから，それを利用するなら健康な子どもが生まれてくるはずである．親には健康な子どもを産む義務があり，子どもは健康に生まれてくる権利があるという考え方である．胎児にはたんに生きる権利があるだけではなく，健康に生まれてくる権利もあるというこの考え方に従えば，出生前検査は受けなければならないものであるということになる．

[1] WHO（世界保健機関）は，1995年に発表した遺伝子医療ガイドライン草案で同様の見解を示している．

[2] Caplan AL, et al.：What is immoral about eugenics? BMJ 319：1284, 1999.

胎児診断と医療者

　今日，生殖と出産に関して当事者の自己決定権が保証されなければならないことは一般的に認められていよう．しかし，いかに当事者の自由な決定が尊重されなくてはならないといっても，私たちは社会のなかで生活し，その社会のなかで生活していく仕方を選んでゆくのであるから，そうした選択には私たちの社会のありようが反映されることになるだろう．

　私たちは社会のなかで生活している限りは，程度の差こそあれ社会的な通念を受け入れている．いわゆる常識をもたなければスムーズに人びとのなかで生活を送ることは困難になるはずだから，私たちは知らず知らずのうちにさまざまな社会通念を受け入れているのである．そこには一定の価値観も含まれている．あたりまえのことだが，社会通念のすべてが正しいわけではない．極論すれば，社会通念はその社会で優位な立場にある人びとによってつくられるのだから，そうでない立場にいる人びとからすれば，そうした通念は偏ったものでしかないことになる．"障害をもって生まれたら不幸だろう"という考え方もその一つである．健常者は，障害を自分の状態からある機能が失われた状態としてしか想像できないから，障害者は不便であるだけでなく不幸なのだと決めつけてしまう．

　私たちは社会通念や社会的偏見や差別的な感情からけっして自由にはなれない．自由にはなれないことを認めたうえで，つまりは自由にはなれないからこそ，この社会がどのような通念をもち，どのような偏見をもち，それを再生産しているのかについて敏感でなければならない．

　また自己決定権の尊重，自律の尊重は，現実の場面で実現されなければ，それはたんなるお題目に終わってしまうだろう．それどころか"自己決定"を隠れ蓑にして，私たち一人ひとりが社会を構成する一員としてもつべき責任を回避することにもつながるだろう．たとえば，障害をもつ子を育てている親が普通学級への進学を望んだときに"自分で選んで産んだんでしょ．自分で責任もって育ててよ．なぜ普通学級に入れたいなんていうの？迷惑だわ"というような言葉が返ってくる心配はないだろうか．これでは自己決定を尊重したことにはならない．わが子を責任をもって育てることは，育児をめぐる環境すべてをつくり出すことを意味するわけではない．子は社会のなかで育つのであって，社会は親をサポートする体制づくりだけではなく，社会がもつ育児機能に責任を負っている．

　おそらく多くの人は胎児診断を受けてもその結果を"安心して"受けとめ"安心して"出産に臨むだろう．選択的中絶という選択肢を前にして悩む人は一握りかもしれない．しかし"安心"とはどういう意味なのか，い

ま一度考えてみなければならない．実際，障害児をもつ親たちの間でも次の子の出産について胎児診断を受けるかどうかの対応はさまざまである．また現在治療法のない疾患をもつ人たちの意見もさまざまである．

　医療者の対応は，**胎児診断の倫理的問題**でみたような倫理的問題点を認識したうえで，クライアントの自己決定過程をサポートする以外にはありえないだろう．情報そのものは正確であっても伝えられた側が正確なものとして受け取らなければ，正しい情報の伝達とはいえない．医師，看護師，助産師，カウンセラー，医療ソーシャルワーカーなどのスタッフがそれぞれの専門性に基づいて協力しあってクライアント本位のサポート体制をつくっていかなければならない．さらに，どこまでの内容を親の知る権利の範囲に入れていくのかなどの問題についても，いろいろな角度から検討し，医療の専門家の立場から社会へ提言していくことが求められている．

参考文献・資料

1) 佐藤弘道：出生前診断．有斐閣選書，1999．
2) 米本昌平，松原洋子，木勝島次郎ほか：優生学と人間社会．講談社現代新書，2000．
3) ローリー B アンドルーズ（望月弘子 訳）：ヒト・クローン無法地帯－生殖医療がビジネスになった日．紀伊國屋書店，2000．
4) 玉井真理子：出生前診断・選択的中絶をめぐるダブルスタンダードと胎児情報へのアクセス権．現代文明学研究 2：77-78，1999．
5) ピーター シンガー（樫　則章 訳）：生と死の倫理－伝統的倫理の崩壊．昭和堂，1998．
6) 第6回厚生科学審議会先端医療技術評価部会資料　http://www1.mhlw.go.jp/houdou/1107/h0721-1-18.html
7) http://www.arsvi.com

COLUMN

個人情報の保護に関する法律

　住民基本台帳ネットワークの導入やインターネットの普及など，高度情報化社会の急速な進展に伴い「個人情報の保護に関する法律」が平成17年4月1日より完全施行された．個人情報とは，個人に関する情報（特定の個人を識別できるもの）や個人の情報が検索できるように整理されたデータ（個人データ）や事業者が自らの責任で保護すべき個人情報で開示や内容の訂正できる保有個人データなどがこの法律でいう個人情報である．企業や病院，大学などの教育機関で5,000人を超える個人のデータをもつ施設や企業は「個人情報取扱事業者」となり「個人情報の保護に関する法律」を遵守しなければならない．たとえば，病院は外来患者や入院患者の個人情報を，大学などの教育機関は学生個々の情報を取り扱い保管・管理している．取り扱いや管理はいずれも本人に説明をして同意を得ることを原則とし，「個人情報の保護に関する法律」に則って慎重に行うことが重要である．
　看護職は医療や看護の目的で個人情報を取り扱う機会が多くあるが，これらの法律を理解し留意して取り扱わなければならない．
　個人情報を取り扱う企業や施設は「個人情報取扱事業者」でそこに勤務する者もその方針を守らなければならない．個人情報取扱事業者には次のような義務がある．
　①利用目的を特定し，利用目的の範囲内で個人情報を取り扱う．
　②適正な方法で取得し，取得に際しては利用目的の通知をする．
　③個人データは正確で最新の内容を保つよう努める．
　④個人データは本人の同意がなければ第三者に提供してはいけない．
　⑤保有個人データは，本人の求めに応じて開示，訂正，利用停止など行う．
　⑥苦情の処理に努め，そのための体制を整備する．
　医療・看護を実践するうえでの留意点として次のようなことが考えられる．医療や看護をしていくうえで個人の情報収集は不可欠である．業務上知り得たことは保健師助産師看護師法にある守秘義務を守り，データの取扱いや保管は個人情報保護法を遵守する．
　①情報収集に際しこれから行う医療や看護に必要な情報であること，また情報提供を拒むこともできることを説明し，看護に無関係な情報収集は行わない．
　②診療録や看護記録は慎重に取り扱う．保管場所を一定にし第三者に漏出しないよう適切な取り扱いと保管・管理する．
　③保有個人データ（チャート類）は本人から求めがあれば開示が義務づけられている．施設でとり決められた書面の交付などルールに従い保有個人データを開示する．
　④看護実習においても同様に以下のような考え方のもと実習に臨む．
- 病院玄関や病棟の掲示板には看護学生などの実習病院であることが表示されている．
- 実習に際し患者の人権を尊重し，知り得た個人情報は保健師助産師看護師法の守秘義務を守り，また，個人情報保護法に則って取り扱う．
- 受けもちをするとき，教員と臨床責任者が患者に説明をして受けもたせていただくことの同意を得，そのことを記録に残す．
- 看護援助を行う場合も事前に説明をし，同意を得てから実施する．
- 安全性を最優先して教員や実習指導者と一緒に行う．
- 個人情報の実習記録への記載は個人が特定されないように記載する．
　　例：氏名はアルファベットにしたり病院名や病棟名は記載しないなどの工夫をする．
- 実習記録は所定の場所に保管して，紛失や置き忘れに留意し第三者に閲覧させない．
- 目的終了後はシュレッダーにかける．
- 個人情報はPCへ転記しない方が望ましい．

引用・参考文献
1) 岡村久道，鈴木正朝：これだけは知っておきたい個人情報保護．日本経済新聞社，2005．
2) 看護記録および診療情報の取り扱いに関する指針．日本看護協会，2005．

索 引

あ
アドボカシー　15
安楽死　11

い
インフォームドコンセント　7, 68, 81
医学実験　80
生きる　77
遺産相続　77
意思決定　19
痛みコントロール　68, 77
痛みの緩和　11
医療法　11

う
訴えが多い患者　65

か
化学療法　75
価値観　14, 16, 77
看護ケア　14
看護研究　79
看護行動　15
看護師と看護専門職　15
看護師と共働者　15
看護師と実践　15
看護師と人びと　15
看護師の規律　14
看護師の倫理規定　13, 16
看護者の責任　11, 20
看護者の倫理綱領　13, 14, 16, 17
看護専門職　14
看護に適用される倫理的概念　14
看護のニーズ　14
看護の法則性　79
看護の本質　14
看護部倫理委員会　33
看護倫理　21
看護倫理実践システム　29

患者がもつ権利　11
患者中心の痛みコントロール　69
患者の権利章典　13

き
器質的　70
技術　14
基本的責任　14
基本的倫理　16
協力文書　90
拒否する権利　81

く
クリニカルラダーⅡ　76
クリニカルラダーの実際　46, 72

け
ケアに反映　77
ケアの倫理　8, 9
ケアリング　70
研究対象者の権利の擁護　80
顕在化　26
権利　12
権利の擁護　80

こ
コミュニケーション　70
コミュニケーションスキル　72
個人情報の保護　102
功利主義　6
国際看護師協会　14, 68
国際疼痛学会　69
個人の尊厳　11

さ
罪悪感　74
挫折感　74

し
ジレンマ　22, 24

自己決定　15
自己決定権　19, 20
自己決定権の尊重　6
自主的判断権　19, 20
自発的同意　81
自由　2
自由主義　6
絨毛検査　93
守秘義務　3, 19
承諾書　90
女性に自己決定権　97
自律性の尊重原理　6
自律の原則　63, 66, 74
知る権利　19, 81
仁恵原理　6
神経難病　65
人権尊重と社会権　3
診療の義務　19

せ
正義原理　6
正義の原則　63, 73, 74
誠実の原則　74
精神的要因　70
生命　16
生命の尊重　11
生命倫理学　5
責任　12
説明義務　19
善行の原則　63, 66, 73, 74
選択権　19, 20
選択肢　20
選択の人工妊娠中絶　94
選択的中絶　94
専門職　4
専門的判断　14

そ
臓器移植　11
尊厳死　15

ち
中枢神経症状	77
忠誠の原則	74
超音波断層法	93
鎮痛薬	77

つ
ツール	40

と
同意権	19, 20
同意書	90
道徳	11
道徳観	14

な
ナイチンゲール誓詞	79

に
ニュールンベルグ綱領	81
日本国憲法	11

は
パーソン論	98
パターナリズム	6, 71

ひ
平等主義	6

ふ
プライバシー	12, 16, 84, 89
プロセスレコード	75
父権的温情主義	6
不信感	65

へ
ヘルシンキ宣言	82

ほ
法的権利	13
北米看護診断学会	70
保健師助産師看護師法	11
母体血清マーカー試験	93
母体保護法	94

ま
マカフェリィ	70
末期医療	11

む
無危害原理	6

も
文字盤	65

ゆ
優生思想	98

よ
擁護	15, 19
羊水検査	93

り
理論的位置	79
倫理学	11
倫理原則	15
倫理綱領	14, 16, 17
倫理的意思決定	38, 39
倫理的意思決定のプロセス	35
倫理的感受性	26
倫理的基準	15
倫理的権利	13
倫理的ジレンマ	27, 91
倫理の原則	38

その他
dilemma	22, 24
ICN	14
ICN看護師の倫理綱領	68
McCaffery M	70
MSコンチン®	75
QOL	77
WHOが提案している健康の定義	9

ケアの質を高める
看護倫理−ジレンマを解決するために　　ISBN 978-4-263-23391-7

2002年9月10日　第1版第1刷発行
2022年1月10日　第1版第16刷発行

編著者　岡崎　寿美子
　　　　小島　恭子
発行者　白石　泰夫
発行所　医歯薬出版株式会社
〒113-8612　東京都文京区本駒込1-7-10
TEL. (03)5395-7618(編集)・7616(販売)
FAX. (03)5395-7609(編集)・8563(販売)
https://www.ishiyaku.co.jp/
郵便振替番号 00190-5-13816

乱丁,落丁の際はお取り替えいたします　　印刷・永和印刷／製本・榎本製本
© Ishiyaku Publishers, Inc., 2002. Printed in Japan

本書の複製権・翻訳権・翻案権・上映権・譲渡権・貸与権・公衆送信権(送信可能化権を含む)・口述権は,医歯薬出版(株)が保有します.
本書を無断で複製する行為(コピー,スキャン,デジタルデータ化など)は,「私的使用のための複製」などの著作権法上の限られた例外を除き禁じられています.また私的使用に該当する場合であっても,請負業者等の第三者に依頼し上記の行為を行うことは違法となります.

JCOPY ＜出版者著作権管理機構　委託出版物＞

本書をコピーやスキャン等により複製される場合は,そのつど事前に出版者著作権管理機構(電話03-5244-5088, FAX 03-5244-5089, e-mail:info@jcopy.or.jp)の許諾を得てください.